医学部教育イノベーション

医療が変わる　世界が変わる

［編著］
医学教育を考える編集委員会
委員長 水巻中正（国際医療福祉大学大学院教授）

医学部教育イノベーション

——医療が変わる　世界が変わる

イノベーション（innovation）

一般に「革新」とか「技術革新」と訳されている。しかし、自然科学系に限定するものではないとの指摘も多く、現在では社会的変革を生むことを指す言葉として広く使われている。ノーベル化学賞受賞者の野依良治氏は「社会を変革する価値の創造」と捉え、発想の多様化、国境を越えた教育、研究の大切さを提唱している（２０１６年9月14日、東京医科大学創立１００周年記念講演より）。

「はじめに」——西洋医学教育小史

「赤ひげ」「医は仁術」といった言葉は懐かしく、どこかへいってしまった——。

わが国の西洋医学の教育史を紐とくと、日本人が関わった私塾として特筆されるものに次の二つがある。1838（天保9）年、緒方洪庵（1810～63）が大坂の瓦町に開設した「適塾」と、佐藤泰然（1804～72）が江戸の薬研堀に開いた「和田塾」。この二つの私塾からは幾多の医師、教育者が輩出された。

洪庵は備中から大坂に出て医学を学び、21歳で江戸の蘭学者坪井信道に入門、一時長崎で学び、29歳になって「適塾」を開いた。弟子には福沢諭吉を筆頭に大村益次郎、橋本佐内、長与専斎、佐野常民らがおり活躍した。一方、泰然は江戸の生まれ。蘭方家として活躍、一族から著名な医師を多数出した。1843（天保14）年に下総・佐倉に移り、順天堂（順天堂大学の前身）を創立、西洋医学の臨床と教育に努めた。松本良順、林洞海、佐藤尚中らは幕末から明治初期にかけての医療界で重要な役割を果たした。

これらの激動期に、シーボルト（1796～1866、オランダの軍医）、ポンペ（1829～1908。同）、ウィリス（1837～94、イギリス医師）ら外国人医師の熱い指導、活躍があったことは広く知られている（ここでは詳細を割愛させていただく）が、明治新政府は１８６８（明治元）年、西洋医学の採用を宣言した。採用にあたり、イギリス医学か、ドイツ医学かの選択に迫られた。その大役を担ったのが、新政府の医学取調御用掛になった岩佐純（１８３６～１９１２、越前）と相良知安（１８３６～１９０６、佐賀）の二人。ともに、佐倉順天堂、長崎精得館で学び、辞令を受けたのは24歳の若さで、１８６９（明治２）年２月23日、太政官にドイツ医学採用を進言した。

ドイツ医学に決まった背景には、神田の医学校（かつてのお玉ヶ池種痘所）が１８６９年12月に大学東校（後の東大医学部）となり、佐倉順天堂の蘭医、佐藤尚中が大学大博士として最高責任者の地位についたことがある。その下で学んだ相良知安が医学校創設にあたって、ドイツ医学へ傾き、回想記で「西洋大学の盛なるものはドイツなり。英仏は害あって利なし。蘭は小国日々に衰うるのみ。蘭英を斥けて独を採るべし」（鍵山栄『相良知安』日本古医学資料センター、１９７３）と記したといわれる（梶田昭『医学の歴史』講談社、２００３）。

ドイツ派が根拠としたところは、蘭方医が学んできた医学書の多くはドイツ書の翻訳書であること、長崎の蘭館医には数人のドイツ人がおり、特にシーボルトが与えた影響は絶大であったことにある。さらに政府の高官たちは、プロシアの君主政体に魅力を感じていたこともも関係していたとみられる。これに対し、イギリス派は戊辰戦争（1868～69）におけるウィリスの活躍に恩義を感じる人が多く、英学が蘭学に変わって洋学の中心になりつつあったことから、福沢諭吉も「医学の範をドイツに採るがごときは、人の子を毒するもの」と英国医学の採用を主張した。だが、大学南校の教頭であったアメリカ人フルベッキが、現在の医学は「ドイツ、特にプロシアが第一」と意見を述べたことが、ドイツ側へ傾かせる要因になったとみられる（同）。ドイツ医学は大学に基礎を置き講義中心、知識偏重型で、科学的訓練と研究室の仕事を重視した。そのころの世界の潮流にも乗っていた。加えて、「富国強兵」をめざす明治政府の方向性とも合致していた。

わが国の学制は1872（明治5）年に制定され、1877（明治10）年に東京大学（旧帝大）が開校した。医学教育は旧帝大7校（東京、京都、大阪、九州、北海道、東北、名古屋）、旧制6医科大（千葉、岡山、新潟、金沢、熊本、長崎大）および京都府立医大が中心となり進められたが、官僚的な研究者養成に反発する形で私立旧制医科大（慶応義塾、東京慈恵会、日本医学専門学校）が臨床医の育成を目指し、また、全国で医学専門学校が次々に生まれ、医科大に昇格した（札幌医科大、東京医科歯科大、横浜市立大などのほか、東京医科大、東京女子医大、大阪医大など）。こうして明治、大正、軍事色が強まる昭和期は質量ともに拡大、国公立、私立医大が飛躍的に増えた。

第二次世界戦後は荒廃した国土の中で、病院、診療所が建設され、医学部、医科大が復興・誕生した。１９７３（昭和48）年には一県一医大構想が打ち出されて、新設医科大ブームが起こった。競争下、裏口入学が社会問題化した。国民医療費の膨張、「医療費亡国論」が叫ばれ、国の需給見通しの甘さ、無策から医療崩壊、医師不足・偏在が顕在化し、さらに医療のグローバル化、国際基準に基づいた臨床実習の要請という新たな局面を迎え、２０１６（平成28）年４月に東日本大震災の被災地である宮城県仙台市に37年ぶりに医学部が新設された（東北医科薬科大学）。２０１７（平成29）年４月には、国際都市・千葉県成田市に世界最高水準の国際医療人を育成する医学部が創設される（国際医療福祉大学）。

医学部新設については、日本医師会や全国医学部長病院長会議、日本私立医科大学協会等からの反対意見が強かったが、いずれも安倍内閣の官邸主導で決められた。この結果、医学部・医科大は国立42、公立８、私立30、それに防衛医科大学を加え総数81学部・医科大に、さらに成田市の医学部を加えると82になる。

被災地の医学部は地域医療を支える総合診療医の人材育成を目指し、卒業後の東北地方への定着を促進、学生を経済的に支援するための修学資金制度を設けた。入学定員１００名のうち55名までがこの制度を受けることができる。成田市の医学部は、国家戦略特区事業として認められ、定員は１４０人。海外からの留学生枠は20人。外国人教員を招き、英語教育を中心に行い、臨床実習は90

週を計画している（現在の日本では50～60週）。アメリカ、カナダから国際基準、研修実習のあり方等について、厳しい要請が出ており（２０２３年問題）、グローバル化にふさわしい医学部新設、医学部教育イノベーションが実現するか。その行方に熱い視線が注がれている。

２０１６年9月
医学教育を考える編集委員会
委員長　水巻中正

目次

第1章

医学教育の国際潮流

水巻中正

第1節 平成の「黒船」

「まるで平成の黒船です」――奈良信雄・東京医科歯科大学特命教授はアメリカのＥＣＦＭＧ(Educational Commission for Foreign Medical Graduates、アメリカの臨床研修の許可を出す機関）から２０１０（平成22）年９月に受けた通告について、こう表現する。通告は日本人医師がアメリカの病院で医療行為をする場合、「２０２３年以降は国際基準で認定を受けた医学部の出身者に限る」というもので、いわゆる２０２３年問題として大きな反響を呼んだ。

国際基準は世界医学教育連盟（ＷＦＭＥ：World Federation for Medical Education）が策定し、日本では同連盟の認証を受ける日本医学教育評価機構（ＪＡＣＭＥ：Japan Acceditation Council for Medical Education、２０１５〈平成27〉年12月1日発足）が医学教育プログラムを公正かつ適正に評価し、教育の質を保証するが、「黒船」の到来を受け、全国医学部長病院長会議や日本医学教育学会、文部科学省が認証評価システムの見直しに着手し、現在、東京医科歯科大、東京大、千葉大、新潟大、東京女子医大、東京慈恵医大の６大学が連携して国際基準認証評価の受審に取り組み、さらに２０１５年度からは連携校以外の大学もトライアル評価を受審している。受審は２０１７（平成29）年度にはすべての医学部、医科大で順次実施する。

日本の医学、医療水準は世界トップクラスといわれているが、アメリカから見れば「教育水準は低く、臨床実習の時間は少ない」ため、国際基準を踏まえて、質の向上、保証を求めた、といえる。まさに、医学教育における「黒船」の来航だ。

アメリカのペリー総督が軍艦を率い、神奈川県・浦賀に来航したのは１８５３（嘉永６）年６月である。幕末の若き志士たちは、真っ黒な巨艦に度肝を抜かれた。その中に、坂本龍馬もいた。異国の軍事力を前にして、開国を急いだと伝わる。

「わが国の国際基準に対応した医学教育認証制度の確立を目指した事業が始まるきっかけとなったのは、ＥＣＦＭＧからの通知です。ただ、契機にはなったものの、通告に適合するという単純な目的にとらわれず、これを好機と捉え、分野別評価制度を確立し、推進することとしました」と、奈良信雄教授は語る。連携大学と協議を重ね、分野別評価制度の確立に努めた。参考になったのは、東京女子医大における国際外部評価（２０１２〈平成24〉年）やイギリス、アメリカ、韓国、台湾等の視察調査だった。日本医学教育評価機構は２０１６（平成28）年度中に、世界医学教育連盟から認証を受け、支部になる段取りになっている。

第2節 参加型臨床実習の重視

国際基準の構造は、①医科大学の使命と教育成果、②教育プログラム、③学生評価、④学生、⑤教員、⑥教育資源、⑦プログラム・カリキュラム評価、⑧統轄および管理運営、⑨継続的改良——の9領域からなり、基本的水準（すべての医科大学が達成すべき基準・106項目）、質的向上のための水準（より高質の教育を目指す際の基準・90項目）、注釈（それぞれの水準の意味、解説、具体例）に分かれている。

例えば「使命と教育成果」の「使命」では、基本的水準を「医科大学・医学部は自己の使命を定め、大学の構成者ならびに医療と保健に関わる分野の関係者に理解を得なくてはならない」とし、医師を養成する目的と教育指針を明確にしている。

「教育成果」は「学生が卒業時に達成すべき目標とする教育成果を定めなくてはならない」とし、それらの成果は、以下と関連しなくてはならない、としている。

○卒前教育として達成すべき基本的技術・態度、○将来の専門として医学のどの領域にも進むことができる適切な基本、○保健医療機関での将来的な役割、○卒後研修、○生涯学習への意識と学習技量、○地域保健への要請、医療制度から求められる要請、そして社会的責任。

また、「学生が学生同士、教員、医療従事者、患者、そして家族を尊重し適切な行動をとることを遵守させなくてはならない」としている。さらに、教育成果を一般に公知せねばならない」と定めている（２０１６年2月12日に東京医科歯科大学で開かれた公開シンポジウム「国際基準に対応した医学教育認証制度の確立―医学教育分野別認証制度発足に向けて―」参照）。

公開シンポジウムでは、京都府立医科大学、和歌山県立医科大学などのトライアル評価の受審内容についても発表された。国際基準は多角的に細部にわたっており、各大学とも、自己点検・評価と第三者評価を通して検証し、取り組んでいた。医学教育の改革に向けて積極的な姿勢、決意がうかがえた。

国際基準はアメリカ主導型であり、ドイツ流の講座中心・知識偏重とは異なる。グローバル化に対応した臨床実習については、「参加型臨床実習（クリニカル・クラークシップ）」を重視し、国際的な質の保証を打ち出しているのが特徴だ。アメリカの医学部は4年制で、一般の大学を卒業した学生が挑戦する。６年制の日本の医学部とは根本的に異なる。そのため、学生中心の教育、実技、実践を重んじ、カリキュラムの作成も臨床実習を重視している。日本の場合、基礎と実習を統合したカリキュラムをどう作成するか、医師としての全人的な教育、生命倫理の確立を目指し、英語教育と海外実習をどのように組み合わせて実施するかなどが、課題となっている。

第2章

医学部の新設

水巻中正

第1節 政治主導 仙台と成田に

わが国の医学部、医科大は第二次大戦後、高度経済成長とともに全国で新設された。だが、1979（昭和54）年の琉球大学以来、37年間にわたって認可が認められてこなかった。主な理由は「医師は不足していない」「医師問題の本質は医師の地域、診療科偏在にある」「将来、医師が過剰になる」などからだった。だが、各地で救急医療による患者のたらい回しや医療事故などが起こり、高齢社会の進展などで医師不足、診療科・病院閉鎖が顕在化し、政府、自民党は2006（平成18）年に「新医師確保総合対策」を決定し、医学部の定員を増やすことに方針転換した。さらに民主党政権になった2009（平成21）年7月、「OECD平均の人口当たり医師数を目指し、医師養成数を1・5倍にする」とマニフェストで公約。その後、自民党の安倍内閣は東日本大震災の復興目的で、東北に医学部の新設を認め、東北薬科大学（仙台市、現在の東北医科薬科大学）に医学部を新設する方針を決め、文部科学省は2015（平成27）年8月、認可した。実に37年ぶりの新設（2016〈平成28〉年4月）で、その道のりは長かった。

一方、安倍内閣は医療分野を成長産業として位置付け、2014（平成26）年3月、国家戦略特区構想を打ち出し、全国で6地域を閣議決定した。東京圏では千葉県成田市が指定され、国際医療拠点構想が具体的に動き出した。その結果、２０１５年7月31日に政府と成田市、国際医療福祉大学（栃木県大田原市）の医療関係者、有識者などで作る国家戦略特区会議の分科会で医学部新設が認められ公表された。地域限定で、国家戦略特区制度を活用し、２０１７（平成29）年４月に「世界最高水準」の国際的医学部を新設することになった。この決定にあたっては、内閣府、文部科学省、厚生労働省の3府省合意事項が交わされた。

こうして、二つの趣旨、目的の異なる医学部が実現する見通しとなった。しかし「ここまでの道のりはいばらの連続で、新設に反対する勢力は次々に高いハードルを設けて抵抗した」（大学医療関係者）。被災地の東北では東北大、岩手医大、福島県立医大が２０１３（平成25）年2月に「医学部新設は被災地の地域医療崩壊をもたらす」と反対を表明、被災地病院からの医師の引き抜きや地域医療に支障をきたさないよう、注文を付けた。新設には当時、東北薬科大、宮城県、脳神経疾患研究所（福島県郡山市）の三つが名乗り上げたが、財源問題や医師、看護師等の確保、附属病院の建設が難しいことなどから、最終的には1大学に絞られ、東北薬科大が２０１５年3月、文科省に医学部の設置認可を申請した。

成田市の医学部新設については、安倍首相の強い意向で浮上、２０１４年10月の「東京圏」の第

1回区域会議で石破茂・内閣府特命担当大臣（国家戦略特別区域）が「いつまでも検討しているわけにはいかない」と発言し、大きく動き出した。成田市は、すでに国際医療福祉大学と共同で、医学部新設の構想を発表しており、規制緩和の具体的な方策が主要なテーマとなっていた。内閣府地域活性化推進室によると、医学部新設の是非を論じるのではなく、どのような医学部を新設するかが、焦点になった。分科会の構成員は、内閣府、自治体、事業者、有識者からなり、文科省と、厚労省はオブザーバとして参加した。日本医師会は新設を前提とした国の方針を批判、2015年2月、塩崎恭久厚労相に反対を申し入れた。日本医学会、全国医学部長病院長会議、日本私立医科大学協会も同一歩調を取り、巻き返しを図った。だが、医学会挙げての反対も安倍政権の決断とイノベーションを求める時代の流れに屈した。

第２節 医学教育の環境改善が課題

曲折を経て、「岩盤にドリルが入った」（安倍首相）。反対派の主張は、「医師不足の本質は特定の地域や診療科への医師の偏在にある」と指摘。その上で、医師が不足している地域での勤務経験を医療機関の管理者要件に組み込んだり、大学卒業後のキャリア形成を支援する「医師キャリア支援センター」を医学部のある各大学に設置するよう提言した。また、すべての医学生や卒業生は出身大学の医師キャリア支援センターに登録し、センターは卒後の異動も生涯にわたって把握し、医学生や医師のキャリア形成を支援する、と前向きの姿勢を示した。だが、医師の偏在是正策を独自に打ち出すことによって、危機突破を図るのが狙いと見られ、実現に至っていない。

医学会の新設反対の動きに、文科省は２００８（平成20）年度以降、医学部の定員増に踏み切った。その結果、２００７（平成19）年度７６２５人が２０１６年度には９２６２人まで膨らんだ。定員増は２０１９（平成31）年度まで続く予定で、医師不足の自治体からは継続を求める声が上がっている。これに対し、反対派は「医師過剰になる」「学生の質が低下する」と最後まで新設反対の論を張ったが、大学関係者からは「医学生の質が悪いのではなく、医学教育の質の低下、教官の人材不足が響き大量の留年生が生じている。国家試験を受けることができない学生の増加を改善し、どのようにして合格率を上げるかを真剣に考えなくてはならない」との反論が挙がっている。長年にわたって医学部が増えなかったことをよいことに、医学教育の改善、指導教官の強化を怠ってきたツケがいま出ている、との指摘も。いずれにしても、医学教育の改革は不可欠である。「定員増をしましたから」では済まされない問題が山積し、これからが改革の第一歩となる。抜本的な見直しを図らなくては、日本は世界の潮流に取り残されるだろう。

第3章

多発する医療過誤と医の倫理

水巻中正

第1節 「医療過誤元年」の教訓は活かされたか

「医療は患者のためにある」――ヒポクラテスの教えを挙げるまでもなく、医の原点は患者を救済し、安全な医療を提供することにある。わが国の医療過誤の歴史で、今も国民に深く焼きついているのは、1999（平成11）年1月11日に横浜市立大学附属病院で起きた「手術患者取り違え事故」であろう。手術を待っていた患者さん二人を取り間違え、心臓手術を受ける予定の患者さんに肺の手術、肺の手術を受ける予定の患者さんに心臓手術を行うという前代未聞の事故が発生した。国民は唖然とし、医療の安全への信頼は大きく揺らいだ。この年、東京都立広尾病院で誤って患者に消毒薬を点滴する事故も発生、1999年は「医療過誤元年」といわれた。

1999年にアメリカで発表された医療事故の報告によれば、何らかの医療過誤のためと思われる死亡は年間約4万4000～9万8000人と推計され、この数は自動車事故による死者約4万3000人を上回っている。日本での詳細な医療過誤、事故の統計はないが、かなりの死者が出ていると推測された。

横浜市立大学病院の医療事故の原因は事故調査委員会の分析によると、次の6つの不備による。

①患者輸送に関する不備（1人の病棟看護師が2人の患者を移送／深夜勤の時間帯で、同一病棟の複数の手術が同時刻にスタートする状況）、②引継ぎの不備（患者はハッチウェイから、カルテは別の窓口から引継ぎ／1人の病棟看護師から2人の患者について患者、患者、カルテ、カルテの順番で引き継がれ、この際、患者とカルテの組み合わせが入れ替わった／患者とカルテは別々に各手術室まで移送された）、③患者識別方法の不備（一定の方式がなかった／初めて対面するため、患者の顔見知りの者（看護師）の呼んだ違う名前を頼りにしてしまった／呼びかけ以外の客観的な方法がなく、患者に「○○さんですね」と尋ねて確認しようとしていた／患者取り違えが起こりうることの認識がなかった、④担当麻酔医および主治医による患者確認の不備（主治医が患者の移送に付き添うことがなかった／主治医の立会いなしで麻酔が開始された／麻酔導入後の客観的患者の確認の方法が確立されていなかった）、⑤手術室での安全管理体制の不備（チームとして疑問を抱いたときの対処方法が不十分であり、予防策、チェック機能、発生時対応策が意識とともに欠如していた）、⑥同（手術室での疑問点を総合的、横断的に把握する機能が不十分だった／手術室管理運営者をはじめ、手術チームの安全管理に関する役割と責任があいまいだった）。

医療過誤は起こるべくして起こった。当時の一流公立病院の実態だった。都立広尾病院の事故も起こり得る環境や条件など機構上の問題が惨事を引き起こした。まさにシステムエラーであり、リスクマネジメントの欠如が原因だった。これらの過誤、事故は教訓として活かされることなく、現在に至っている。

第2節 問われる医師の質と医の倫理の喪失

大学病院を舞台にした医療過誤、事故はその後も相次ぎ、連日マスコミをにぎわした。小児への使用が原則禁じられた鎮静剤の投与で男児が死亡した東京女子医大病院、そして難易度の高い腹腔《ふくくう》鏡を使った肝臓手術で死亡事故が続発した群馬大学病院。さらに、千葉県がんセンターでも2015(平成27)年春、肝胆膵の腹腔鏡手術や心臓手術をめぐり患者の死亡事故が相次いでいることが発覚した。厚生労働省は2015年6月、両病院に対し、高度医療を提供する特定機能病院の承認を取り消した。女子医大病院は2002(平成14)年に続き2回目である。

群馬大学病院の手術死の続発は2014(平成26)年に発覚した。第二外科で2010(平成22)年度以降、肝臓の腹腔鏡手術を受けた8人が死亡していることがわかった。読売新聞社が2014年11月14日の紙面で特報、病院は初めて公に認めた。いずれも、同じ執刀医によるもので、この執刀医が手がけた肝臓の開腹手術でも、2009(平成21)年度以降、10人が死亡していた。

病院は８人の死亡は執刀医の過失によるものだとする報告書を発表したが、あまりにもずさんな内容に批判が集中、群馬大は２０１５年８月、外部委員のみの調査委員会を発足させた。第三者調査委員会（上田裕一委員長）は２０１６年７月30日、報告書を公表した。医師も病床数も足りない中、多くの患者を受けようとして「許容量の限界まで」も受け入れていた実態を明らかにした。患者中心の医療とはかけ離れた体制だったとし、「安全管理が適切に機能されておれば、手術死の続発は防げた」との見解を示した。

同病院では高難度の「肝胆膵手術」で、第一外科、第二外科が連携することなく手術数を競っていた。医師が３～６人いる第一外科に対し、第二外科では、事実上１人だけの執刀医が、診療や手術、術後の管理まで抱え込んでいた。執刀医の上司である教授は、手術死の件数を偽った論文を発表し、立ち会っていない手術の記録に執刀医として記名、指導医の認定を得ていた。「倫理にももとる」行為を平然と行っていた。手術は1例を除き、安全管理部門に報告されていなかった。執刀医らは、リスクを伴う難手術を倫理委員会に諮らず行っており、ただ、手術数を増やすことに専念した。診療報酬上、手術の点数は高く、営利を優先させた。学会発表、論文では死亡例を隠蔽していた。

群馬大学の平塚浩士学長は２０１６（平成28）年８月２日、記者会見し、旧第二外科元助教（２

015年3月退職）を懲戒解雇相当、同科教授を論旨解雇、病院の前院長と元院長を減給相当と、計4人を懲戒処分したと発表した。旧第一外科教授ら5人は厳重注意などの処分となった。処分理由について、元助教はカルテ記載や患者への説明が不十分だった点や、大学への信頼を失墜させたことなどを挙げ、退職金は支払われなかった。教授は、管理責任や論文への不適切記載などを問われたが、退職金は7割支給された。前院長と元院長は役員本給月額10分の1の3か月分を自主的に返納する処分となった。

遺族からは処分について、「これでは甘い」「教授はもっと重い処分をしてほしかった」と不満の声が上がった。執刀医について「医療行為を続けられるのは納得できない」とし、医師免許取り消しの行政処分を求める訴えがあった（2016年8月3日付読売新聞朝刊）。

群馬大学は8月2日、二つに分かれていた医学系研究科の外科学講座を2017（平成29）年4月に一本化すると発表した。旧帝大出身の旧第一外科教授と群馬大出身の第二外科教授が手術などで張り合い、同種の診療を二重に行うなどの混乱が続いていたためだ。患者よりも学閥、主導権争いを優先させ、権力闘争が行われていた。教育改革を怠り、医の倫理を見失った大学、教授の責任は大きくて重い。

第4章

医学部教育改革——私の提言（50音順）

高齢者医療の現場で腕を振るう医師を育てよう

一般社団法人日本医療法人協会会長　加納繁照

1　医療需要は2030年にピークを迎える

現在、医学部定員は増員されており、2016（平成28）年度には過去最高の9262人の医学部定員となった。2003（平成15）年以降の数年間に維持された7625人と比べて1600人近く増えたことになる。2005（平成17）年に特定の地域、診療科などで医師不足をして指摘する声が高まり、医学部定員を増やす方策がとられたためで、現在も増え続けているわけだ。

ただ、地域医療構想を策定する際に松田晋哉・産業医科大学教授が分析したように、2030（平成42）年に医師需要のピークを迎え、同時に医療需要もピークを迎えることも確実視されている。このことは団塊の世代の方々の平均寿命によるが、あと15年ほどで医師の需要と同じと考えられる医療の需要もピークを迎え、それに伴い医療需給バランスも均衡すると見込まれているのだ。将来、医療が社会のなかでどう位置づけられるかを厳密に予測し、正確な需給予想を立てるのは難しいが、一つの目安としてとらえることはできる。つまりこれから医学部教育を受ける方々は医療需要がピークを迎える直前で現場に出ていくことになり、その直後に需給バランスも均衡することになるのだ。

もちろん、現在の医師数は需要に対してまったく足りていないし、それどころか需要を算出する際、医師に過重な労働を強いることを前提としている。厚労省の検討会でも将来の状況として高度急性期、急性期機能の医師の労働時間は週当たり最少で45・7時間を上位推計としている。過剰な労働時間をほかならぬ厚労省が出していることに違和感を覚えるが、さらに付け加えると急性期医療現場は夜間であっても常に緊張感を強いられる。この負担を考慮するならば、二交替、三交替など、むしろ週当たり労働時間は人並み以上に短縮させるべきなのだ。結果として、医師数の需給バランスが均衡するのは２０３３（平成45）年よりかなり遅れると考えられる。

2　今後の医療の中心的課題は「高齢者医療」

今後、医療需要はピークを迎えるが、そこで最も大きな比重を占めるのは言うまでもなく「高齢者医療」で、なかでも「がん医療」「在宅医療」「高齢者救急医療」が中心的な課題になる。がん医療については外科手術のほか化学療法、放射線療法、あるいは患者によっては緩和ケアなども大きな課題になり、高い関心を集めているが、これと同様、在宅医療と高齢者救急医療もさらなる充実が必要であり、多くの医師にこの分野で手腕を発揮していただかなければならない。

そこでは、専門性だけではなくオールラウンドで診る力、すなわち広い視野を持った診断と一定程度の処置能力が求められる。たとえば外科医であれば、本来は骨折への対応は難しいが、整形外科の専門医が来るまでの応急処置はできる。整形領域であればどこか特定の部位だけでなく身体全体を診て、骨折ならば応急処置をし、必要に応じて専門医に引き継ぐイメージだ。

医療現場はさまざまな患者が来るし、仮に自分では診ないとしてもトリアージは必要になる。その見きわめを行うことも「オールラウンドで診る」ことの重要な役割だ。一人の医師がすべての領域において高い専門性を発揮するということはありえない。脳外科の臨床現場では、たいていの医師ならばt—PA（血栓溶解療法）はある程度レクチャーを受ければ判断できるようになったが、近年注目度が高まっている血管内治療は専門技術が必要になる。それを受けられるか否かで予後がまったく変わってくるのも事実だ。

3 「総合診療医」の必要性

このような役割を果たす医師として「ジェネラルフィジシャン（総合診療医）」が注目されており、

日本でも「総合診療専門医」の研修プログラムが考案されつつある。患者さんが医療機関の戸を叩いた時にまず対応するという位置づけから「ゲートキーパー」とも呼ばれる。「在宅医療」でも大きな力を発揮することが期待される。たとえば高齢者が起こす肺炎は、場合によってはかかりつけの総合診療医が往診で医学管理をし、抗生剤を投与すれば十分収められるものもある。

看取りにおいても重要な役割を果たすことになるだろう。最期はどうしても命を救うというより、穏やかな最期を迎えるための医療も求められる。もちろん逆の場合もある。脳卒中がいい例で、的確な治療を行えばまだまだ元気に過ごしてもらえる。そこで迅速に判断し、専門医療につなげる役割を果たすのだ。

目の前の患者に最もふさわしい医療は何かを見きわめるのに最も適した位置にいるのが、かかりつけ医であり、そこで求められるのが「オールラウンド」に診て、対応できる力なのだ。「高齢者救急」の現場でも、こうしたオールラウンドな対応力が求められる。特に人手が薄くなりがちな夜間帯では必須である。夜間に救急車で搬送されてきたからといって、全員が入院するとは限らない。迅速で適切な治療によって帰宅できるケースが大半だ。たとえば、ぜんそくの重積発作で来た人でもほとんどの場合、点滴で状態は収まるし、てんかん発作も外来で適切な投薬があれば収まる。高齢者の多くが起こす肺炎でも、場合によっては抗生物質を的確に投与できれば、専門医でなくても治療できる。

ただし、救急外来での処置で済んだからといって「軽症」と考えるのは間違いである。現在の定義では、外来で済んだ場合は「軽症」、入院を要した場合は「中等症」、救命処置を施した場合は「重症」と区分けしているが、正確を期すならば「軽症ではないけれど外来治療で済んだ処置群」という表現が適切である。私はその意味で「外来処置群」「入院処置群」「救命処置群」という名称で整理すべきと訴えている。

急患でまず大事なのは的確に診断することで、それにはCT、MRI、血液検査が行えることが必要だ。このようにヒト・モノを揃えてはじめて「24時間対応の救急医療体制」と言える。そして、これらヒト・モノを揃えるにはいうまでもなく、カネも必要である。

4　新臨床研修制度の効用

じつはこの仕事は、臨床研修制度が始まって以降、どの医師も一度は経験するようになっている。同制度を立ち上げる際、こうした能力は医療現場に必須であるという議論がされ、地域医療、内科、救急を必修としたためだ。少なくとも臨床研修制度のもとで学んだ医師であれば、ある程度現場での実践を積めば、的確な診断と処置を行えるようになっている。

もちろん、当人にとっては簡単な話ではない。当直の時に医師が自分一人で判断しなければいけない場面もあるだろう。場数を踏み、いろいろな症例を経験した結果が自信につながる。その蓄積が一人前の医師を育てるのだ。かつては大学病院の若手医師も夜は民間病院に当直に来ていろいろな経験をしてきたものだ。点滴から注射まで、大学では自分で実践する機会があまりないので、他の病院で経験を積んだのだ。初期研修は指導医がいる病院に限られるので、病院によっては経験値に差が出てくることはあるだろう。しかし、こうした経験をどれだけ積むか、最大のポイントは研修医の志だと思う。

臨床研修制度には、もう一つ大きな効用がある。２００４（平成16）年、大学医局中心の研修医制度から新臨床研修制度に移行したわけだが、移行後、都市部での研修医の数は減っているのだ。厚生労働省は毎年、臨床研修医採用実績を発表しており２００３年度と２０１４（平成26）年度を見比べると、東京は20％以上減少し、京都、大阪など他の都市部も減っている。一方、地方はおおむね増えており、東北各県は軒並み20％以上増となっている。それでも後者の医師数は減っているがこれは後期研修後等で居つかなかったとも考えられる。臨床研修制度そのものは確かに地域偏在解消の糸口をつくっているのだ。かつて、医師の配置を実質的に差配した大学医局を復活させてはどうかという意見もあるが、このデータからも誤りであることがわかる。むしろ、地域と現場の実情を見据え、医師が持てる力と可能性を最大限に発揮できる環境づくりこそ急務なのである。

【略歴】

加納繁照（かのう・しげあき）

一般社団法人日本医療法人協会会長

順天堂大学医学部卒業後、京都大学医学部附属病院、神戸海星病院、大阪赤十字病院、大阪大学医学部附属病院に勤務。1990年2月、大阪大学医学部医学博士号取得、同年4月に特定医療法人協和会副理事長に就任。92年には加納総合病院院長を兼務。99年、同法人理事長に就任し、2009年から社会医療法人協和会理事長。15年より一般社団法人日本医療法人協会会長。

若者の育成に人生をかける教員を登用せよ

特定非営利活動法人医療ガバナンス研究所理事長　上昌広

１　詰め込み教育が専門馬鹿を生み出している

医学教育をどうすべきか。「総合的な診療能力が必要」「患者とのコミュニケーション能力を高めなければならない」など侃々諤々《かんかんがくがく》の議論が進んでいる。そして、多くの大学が、さまざまな独自のカリキュラムを立ち上げている。

私は、このような流れを冷ややかに見ている。それは、このようなカリキュラムの多くが「詰め込み教育」だからだ。各大学のホームページを見ると、１年次から講義や実習がずらりと並ぶ。４年生でCBT（Computer Based Training）やOSCE（Objective Structured Clinical Examination）、さらに卒業後は医師国家試験が待ち受ける。

この結果、医学生は忙しくなった。夏休みも短く、わずか３週間というところもある。休み明けには定期試験だ。運動部をやっている学生は、東医体や西医体に出場したら、他のことをやる時間はない。

医学生の多くは、高校時代から懸命に勉強してきた。大学に入っても、こんな調子では、社会性のない「専門馬鹿」になる。

教育は、教師と生徒の共同作業だ。教師は相手の力量によって、対応を変えなければならない。一般論として、実力のある生徒が集う伝統校は自由で、生徒のレベルが高くない新興校は詰め込みのスパルタ教育をする。

私は、昨今の医学部のカリキュラムをみるに、教授たちが、学生のことを信用していないように思う。それを公言する教授もいる。例えば、2012（平成24）年11月に全国医学部長病院長会議が発表した「医学生の学力低下問題に関するアンケート調査報告」では、全国にある80校の医学部のうち、75校の担当者が「医学生の学力が低下している」と回答していた。その理由として「ゆとり教育（65校）」、「医学部定員の増加（58校）」、「若者全体のモチベーションの低下（44校）」が挙げられていた。

本当にそうだろうか。私の実感とは異なる。私は医学生の学力は、むしろ向上していると感じる。私と全国医学部長病院長会議の間には大きな乖離があるが、果たして、どちらが正しいのだろうか。

2 医学生の学力は本当に低下しているのか

この問題を、私どもの研究室で学ぶ村田雄基君（旭川医大6年）と共に調査した。われわれが注目したのは医学部受験の偏差値だ。２０１６（平成28）年と１９８０（昭和55）年の国公立大学医学部の偏差値を調べた。偏差値は河合塾が発表しているデータを用いた。

単純に医学部の偏差値を調べても意味がない。大学進学率は１９８０年の30％から、２０１５（平成27）年には41％に上昇しており、難関大学の偏差値はおしなべて上昇しているからだ。医学部の入学者のレベルを評価するには比較対象が必要だ。そこで、われわれは東大理科1類を比較対象に選んだ。

今回の調査で、私大医学部を対象から除外したのは、私大は受験日をずらしているからだ。このため、合格者の多くが入学を辞退する。表向きの偏差値と実際の入学者の偏差値に乖離がある可能性が高い。

調査の結果は、驚くべき内容だった。**図1**に２０１６年の各大学の偏差値を示す。上位は東大・京大・阪大（72・5）、名大・東北大・千葉大・東京医科歯科大・山梨大（70・0）と続く。東大理1の偏差値は67・5で、かつて二期校だった岐阜大、山口大、旭川医大と同レベルだ。年配の方

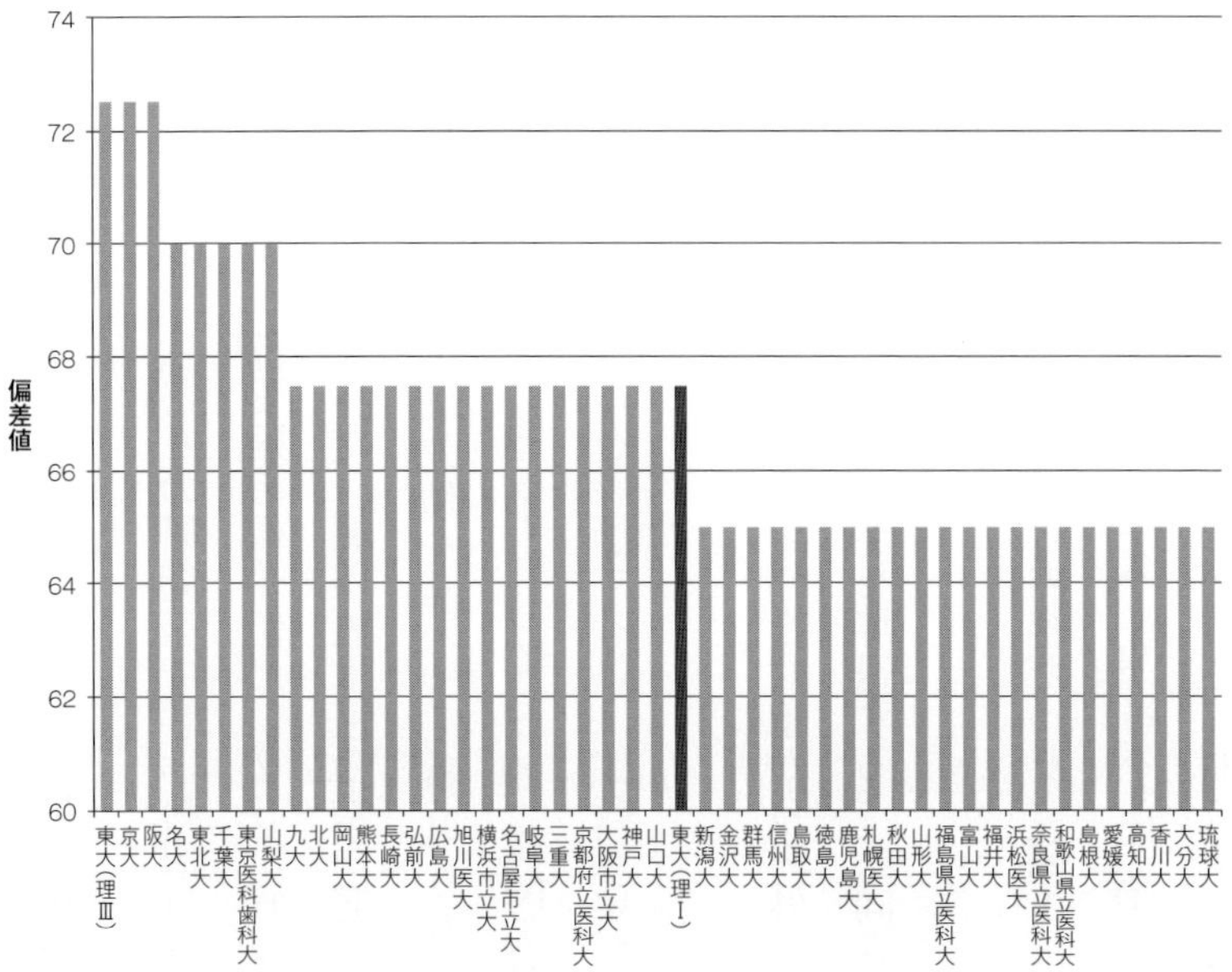

図1　2016年の国公立大学医学部、および東大理１の偏差値

には、俄には信じられない結果だろう。

では、この31年間に、各大学の偏差値は、どう変化しただろう。結果を**図2**に示す。山梨大、弘前大、岐阜大、旭川医大（12・5）を筆頭に地方大学の偏差値の上昇が著しい。一方、東大、京大は2・5、東大理1、北大、神戸大、九大、金沢大などは5しか上昇していない。地方の国公立大の医学部が急速に難しくなり、いまや東大理1とほぼ同レベルになっていることがわかる。

この調査結果は、少なくとも国公立大学の医学部の学生の基礎学力は、教授たちが入学した頃よりも大幅に向上していることを示している。国公立大学の医学部には、全国からもっとも優秀な学生が集まっている。果たし

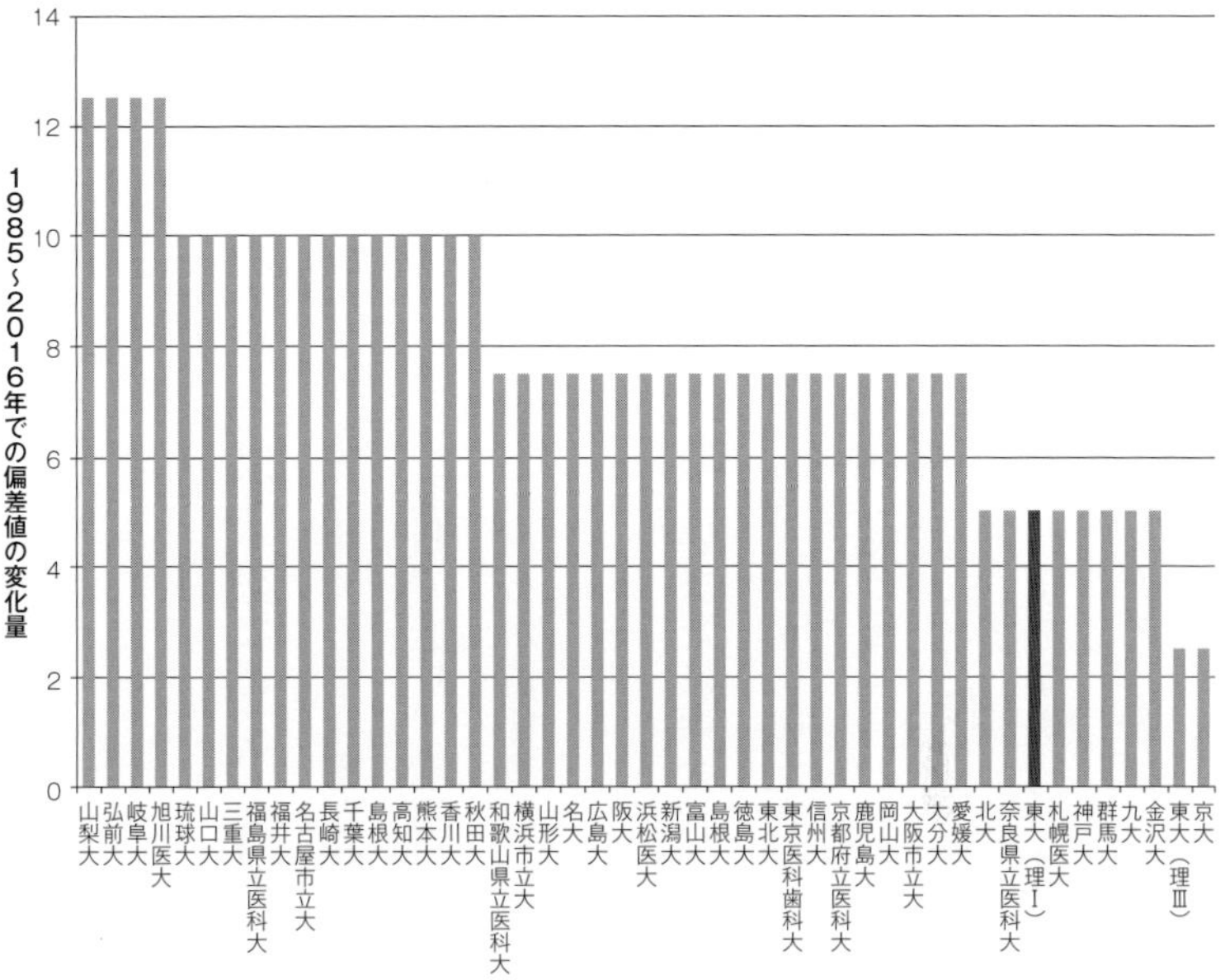

図２　1985年と2016年の国公立大学医学部、および東大理１の偏差値の変化

て、教育体制は学生にあわせて変わったのだろうか。私は、そこに問題があると思う。

3　教員の質にこそ問題がある

優秀な学生を指導する際に重要なことは、自分で考えさせることだ。締めるところと、自由にさせるところのバランスをとらねばならない。

米国の大学は、授業は厳しいが、夏休みなど休暇が長い。その間にボランティアなど自由に活動する。多数のノーベル賞学者を輩出した京大は自由だ。開成や灘などの有名進学校も自由である。詰め込み教育はしない。

さらに、もう1つ重要なことは教師の資質だ。高等教育では、教え子と教師が共鳴し合いながら成長する。吉田松陰と松下村塾などは、その典型例だろう。高等教育の成否は、生徒と教師の質に依存する。ところが、最近の医学部では、教員の質の低下が著しい。社会の信頼を失ってしまった教員までいる。

近年、医療事故や研究不正などで、大学医学部の不祥事が続いている。私の母校である東大医学部も例外ではなく、臨床研究の不祥事が続発している。慢性骨髄性白血病の患者の個人データをノバルティスファーマに無断で送り、講演料や奨学寄付金を得ていた血液・腫瘍内科の教授がいた。また、千葉大学在籍中に自らが責任者として実施した臨床研究で不正を指摘された循環器内科の教授もいる。

驚くのは、両名とも、いまだに東大教授の地位にあることだ。後者は、今年、日本循環器学会の代表理事に就任した。知人の全国紙記者は「東大医学部教授は見苦しい。逮捕されない限り、責任をとらない」と呆れる。

彼らは、「受験エリート」で、優秀な研究者だ。ただ、エリートとは、問題が起こったときに責任をとるものだ。部下に責任をなすりつけて、地位にしがみつくものではない。果たして、彼らに教員としての資格はあるのだろうか。

普通の組織では、こんなことは許されない。問題を起こしたノバルティスファーマでは、日本法人の幹部の多くが更迭された。東大医学部教授会は、どうなっているのだろう。私は、このケースこそ、大学医学部の教育の問題点を象徴していると思う。

４　変わるべきは教授会のあり方

医学部の多くが講座制を採用しており、教授が絶大な権限を持つ。ところが、問題が起こっても責任をとらず、教授会でお互いを庇い合う。

私は、医学部教育を改善するには、教授のあり方についてもっと議論しなければならないと思う。その際、重要なのは、教授の選考システムだ。現在、教授選考は、教授会での選挙を通じて行われる。教授選で重視されるのは、研究と診療の実績だ。どれくらい手術が上手いか、いくつ英語で論文を書いているかが、具体的な評価基準になる。確かにいずれも重要だ。ただ、これで教授を選ぶのは危険だ。

なぜなら、論文の筆頭著者や主治医に求められる能力と教授に求められる能力は異なるからだ。医局のトップとして、教授に求められるのは管理能力や教育能力を含めた総合力だ。ところが、教授選考で、管理能力が話題になることは稀だ。教授会の構成員は、そんなことに関心がない。

どうすべきか。教授会のあり方を変えるしかない。私は教授選考をオープンにして、選考した人に責任を負わせればいいと思う。東大のケースなら、問題を起こした教授の選考で、誰が推薦し、どのような議論がなされたかを、公開すればいい。どのようにして「連帯責任」を負わすかは、東大が自ら考えればいい。責任を負いたくなければ、人事にコミットしなければいい。幸い、昨年4月から、改正学校教育法及び国立大学法人法が施行された。教授会と理事会のあり方をどうするか、試行錯誤が続いている。いまがチャンスだ。

そうすれば、いまよりはまともな議論になるだろう。論文の数や学会の名誉職など、医学生にとってどうでもいい話よりも、どういう人が大学教授に相応しいかを真剣に考えるようになる。小川誠司・京大教授（腫瘍生物学、血液内科）は「教授に必要なのは特段に優れた臨床能力でも研究能力でもない。若い人材にチャンスを与えて、その能力を育み、もってわが国の将来を展望する『特別な能力』だ」と言う。同感だ。

医学教育に求められているのは、詰め込み教育を強化することではない。優秀な若者をいかにして成長させるか真剣に考えることだ。若者の育成に人生をかける教員を登用し、応援することだ。変わらねばならないのは学生ではない。われわれだ。

【略歴】

上昌広（かみ・まさひろ）

特定非営利活動法人医療ガバナンス研究所理事長

1993年東大医学部卒。1999年同大学院修了。医学博士。虎の門病院、国立がんセンター中央病院にて造血器悪性腫瘍の診療・研究に従事。2005年より東大医科研探索医療ヒューマンネットワークシステム（後に先端医療社会コミュニケーションシステム）を主宰し医療ガバナンスを研究。16年3月退職。4月より現職。星槎大学共生科学部客員教授、周産期医療の崩壊をくい止める会事務局長、現場からの医療改革推進協議会事務局長を務める。

地域医療を担う医師を育てる医学教育

東北医科薬科大学医学部教授　濃沼信夫

1　はじめに

米国では、都会から離れた地域の病院（rural hospital）の閉鎖が２０１０年の3病院から、２０１５年は18病院に増加（6年間で65病院）し、２８３病院が閉鎖の危機に瀕しているとされる[1]。今日、地域（地方、郡部、農魚村、へき地、離島）の医療をどのように確保するかは、わが国に限らず多くの国が直面する深刻な問題である。

わが国の場合、地域医療が衰退ないし崩壊する最大の要因は、医師の持続的な確保が困難になることである。これには、人口高齢化による医療需要の増大や医療の進歩（個別化医療の進展）に伴う医師数の不足と、医師の地域や診療科の偏在がある。前者については医学部入学定員の大幅増加（新設を含め、２００８［平成20］～２０１６［平成28］年に１６３７人の増加）という暫定措置が講じられている。一方、後者の医師の偏在に係る課題については、厚生労働省の「医療従事者の需給に関する検討会」等で対策の検討がなされている段階である。

医師の地域的な偏在は、医師数が単位人口あたりでわが国の約2倍の水準にあるドイツ、イタリアなどの「医師過剰国」においても社会問題化している。[2] 医師数を増やすことは、地域における医師不足の改善に寄与するとしても、その効果は限られていることがうかがえる。すなわち、医師養成数の増加という政策は、その弊害を上まわるほど、地域偏在を解消する効果は期待できないようにみえる。医師を必要以上に増やすことなく、地域医療を後退させない(前進させる)にはどうすべきか。

主要国における医師の地域的な偏在を調査したOECDの報告書[3]には、取り得る対策を大別して、第1に未来の医師に向けた対策(地域医療に従事する医師の養成)、第2に現行の医師に向けた対策(経済的な動機づけ+規制的な施策の展開)、第3に看護師など医師以外の医療者を活用する対策が挙げられている。本稿では、OECDの報告書で第1の対策に位置づけられている、地域医療を担う医師を育てる医学教育について考察する。

2　社会的責任を負う医学教育

ＷＨＯ（世界保健機関）は、アルマアタ宣言（Declaration of Alma-Ata：１９７８年）で、人間の基本的な権利である健康に関する格差や不平等は容認されるべきではないとし、医育機関（大学医学部、医科大学）が、このための社会的責任（social accountability）を果たすことを強く求めている。[4] すなわち、医育機関はコミュニティ、地域、国家が抱える最優先の健康問題に対応した教育、研究、診療活動を行う義務を負うというものである。

ＷＨＯのいう医育機関の社会的責任という考え方は、ＷＦＭＥ（世界医学教育連盟）に受け継がれている。ＷＦＭＥは、ＷＨＯ事務局長とＷＭＡ（世界医師会）会長の署名によって規約が発効し、１９７２年に正式発足した組織である。[5] ＷＦＭＥはエジンバラ宣言（Edinburgh Declaration：１９８８年）で医学教育の改革を提言したが、この宣言には「カリキュラムの内容は国のヘルスニードを反映したものであること」が掲げられている。[5]

ＷＦＭＥのグローバルスタンダード（2015 revision）[6]には、医育機関の社会的責任についての記載が各所に登場する。わが国では、２０１５（平成27）年12月に発足した日本医学教育評価機構（ＪＡＣＭＥ）により、医学部の分野別評価が、来年から開始される。その評価基準[7]は、ＷＦＭＥ

のグローバルスタンダードに準拠したものである。

スタンダードの第1節「ミッション」で、医育機関の使命には、「社会の保健・健康維持に対する要請、医療制度からの要請、およびその他の社会的責任が包含されなくてはならない」としている。[6,7] その注釈には、「社会の保健・健康維持に対する要請を包含する」とは、地域社会、特に健康および健康関連機関と協働すること、および地域医療の課題に応じたカリキュラムの調整を行なうことを含む」とある。[6,7] 第7節の「プログラム評価」でも、質的向上のための水準として「定期的にプログラムを包括的に評価するべき」４項目の1つに「社会的責任」が挙げられている。「社会的責任には、社会、患者、保健や医療に関わる行政およびその他の機関の期待に応え、医療、医学教育および医学研究の専門的能力を高めることによって、地域あるいは国際的な医学の発展に貢献する意思と能力を含む」としている。[6,7]

では、わが国における医育機関の社会的な責任とは、具体的には何であろうか。その内容は医育機関ごとに異なってしかるべきである。ただし、今日、地域医療の衰退が全国で社会問題化していることを考えると、わが国の医育機関に共通する社会的責任は「地域医療の確保」といえる。地域医療に従事する医師を養成し（医師の地域偏在を改善し）、地域に貢献する（住民の健康を守る）ことが求められていると言える。

医療施設に従事する医師数（単位人口あたり）を都道府県にみると、最多の京都府と最少の埼玉県では2倍の格差がある（**図1**）。一方、二次医療圏別にみると都道府県内の格差は著しく、東京都で10・6倍、愛知県で4・6倍などとなっており（**表1**）、WHOが許容できないとする「健康に関する格差や不平等」が生じている可能性がある。地域医療の確保、医師の地域偏在の是正は、わが国の医育機関に求められる最も重要な社会的な責任と言える。

3　地域枠の意義

地域医療を担う医師を育てるにはどうすべきか。これには、①入学者の選抜、②卒前教育、③卒後教育（臨床研修）、④フォローアップの各段階で戦略的な対策を講じることが重要である。入学者の選抜では、面接等により医師になる動機や、地域医療に従事する意欲を評価することが考えられる[8]。ただし、これは効果についての根拠に乏しく、選抜方法としては補足的な役割にとどまるのが現状である。

一方、地域の高校を卒業したこと[9]、幼少時に地域に居住したこと[10]、入学者に占める地域出身者の割合が少ないことなど[11,12]の要因は、卒業後の進路に影響する。地域出身者は、その半数以上がレジデント修了後に地域医療に従事したとの報告[13]など、海外では、地域出身と地域定着には明確な正の相

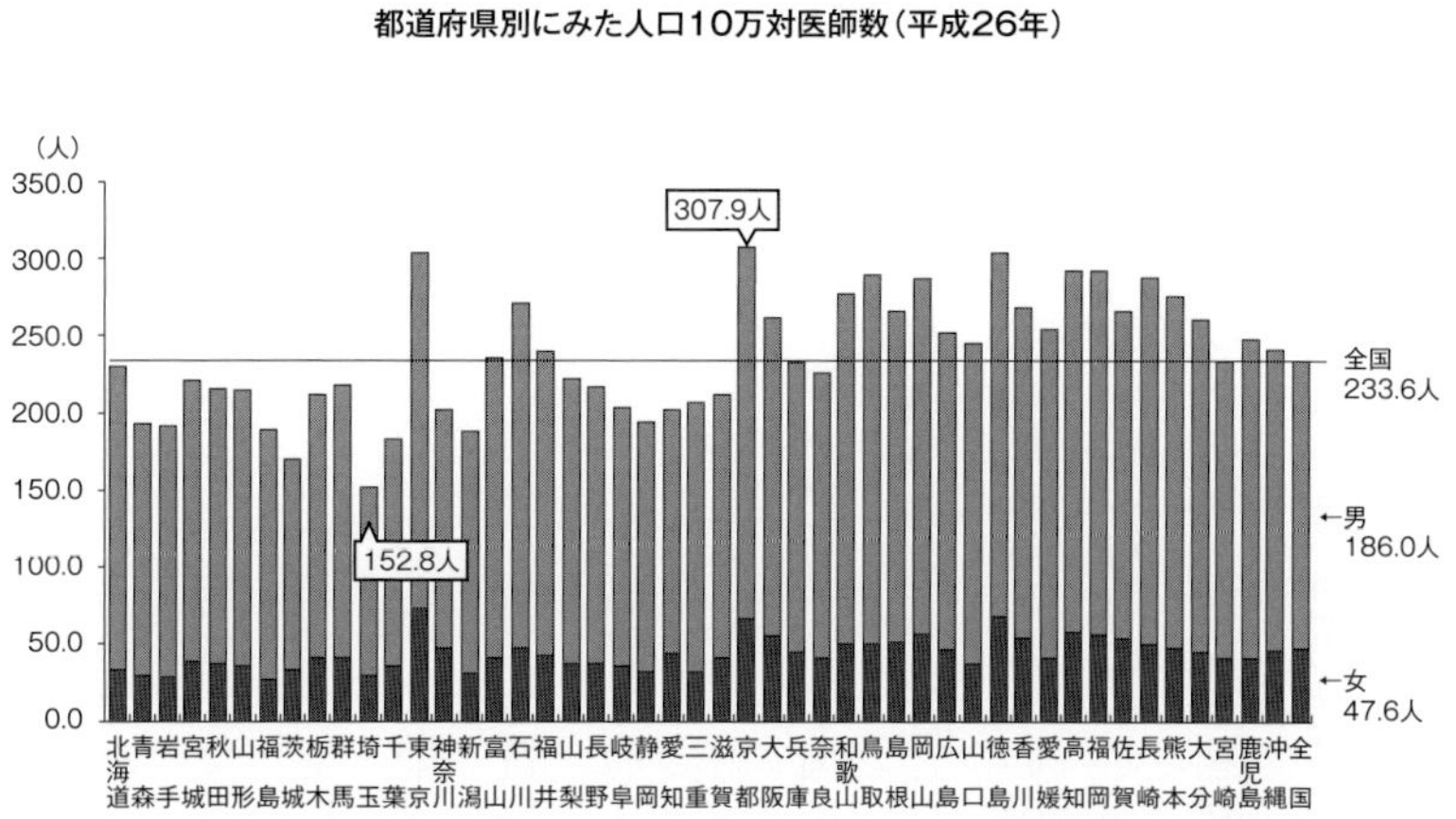

平成26年医師・歯科医師・薬剤師調査

図１　都道府県別にみた人口10万対医師数

都道府県内の人口 10 万対医師数の較差（平成 26 年）

		医療圏	人口10万対医師数	格差			医療圏	人口10万対医師数	格差			医療圏	人口10万対医師数	格差
北海道	最大	上川中部	312.8	3.3倍	石川県	最大	石川中央	336.7	2.5倍	岡山県	最大	県南東部	334.0	2.5倍
	最少	宗　谷	94.9			最少	能登北部	135.5			最少	高梁・新見	135.5	
青森県	最大	津　軽	285.4	2.5倍	福井県	最大	福井・坂井	334.7	3.1倍	広島県	最大	呉	302.1	1.6倍
	最少	上十三	114.4			最少	奥　越	108.1			最少	広島中央	187.3	
岩手県	最大	盛　岡	274.6	2.4倍	山梨県	最大	中　北	273.8	2.5倍	山口県	最大	宇部・小野田	375.2	2.4倍
	最少	宮　古	115.5			最少	峡　南	110.1			最少	萩	159.3	
宮城県	最大	仙　台	263.3	1.9倍	長野県	最大	松　本	342.5	3.0倍	徳島県	最大	東　部	332.7	1.8倍
	最少	仙　南	138.9			最少	木　曽	114.8			最少	西　部	188.2	
秋田県	最大	秋田周辺	304.3	3.1倍	岐阜県	最大	岐　阜	262.5	1.8倍	香川県	最大	高　松	327.4	2.5倍
	最少	北秋田	98.9			最少	中　濃	142.1			最少	小　豆	130.3	
山形県	最大	村　山	262.7	2.1倍	静岡県	最大	西　部	234.6	1.8倍	愛媛県	最大	松　山	324.8	1.9倍
	最少	最　上	127.1			最少	中東遠	130.3			最少	八幡浜・大洲	168.6	
福島県	最大	県　北	262.7	3.1倍	愛知県	最大	尾張東部	360.7	4.6倍	高知県	最大	中　央	332.9	2.4倍
	最少	相　双	84.1			最少	尾張中部	79.1			最少	高　幡	139.8	
茨城県	最大	つくば	338.8	4.1倍	三重県	最大	中勢伊賀	270.9	1.8倍	福岡県	最大	久留米	434.0	3.1倍
	最少	鹿　行	83.5			最少	東紀州	146.5			最少	京　築	141.1	
栃木県	最大	県　南	373.0	3.3倍	滋賀県	最大	大　津	341.0	2.7倍	佐賀県	最大	中　部	358.5	2.4倍
	最少	県　東	112.1			最少	甲　賀	128.6			最少	西　部	149.1	
群馬県	最大	前　橋	426.2	3.2倍	京都府	最大	京都・乙訓	398.2	3.1倍	長崎県	最大	長　崎	375.7	2.9倍
	最少	太田・館林	134.0			最少	山城南	128.2			最少	上五島	130.1	
埼玉県	最大	川越比企	214.8	2.1倍	大阪府	最大	豊　能	335.3	2.1倍	熊本県	最大	熊　本	410.4	3.0倍
	最少	南西部	104.5			最少	中河内	159.9			最少	上益城	136.0	
千葉県	最大	安　房	424.1	4.1倍	兵庫県	最大	神　戸	295.8	2.0倍	大分県	最大	中　部	298.1	1.9倍
	最少	山武長生夷隅	104.0			最少	西播磨	149.3			最少	西　部	157.7	
東京都	最大	区中央部	1,181.7	10.6倍	奈良県	最大	東　和	282.9	2.1倍	宮崎県	最大	宮崎東諸県	330.7	2.6倍
	最少	島しょ	111.0			最少	南　和	133.1			最少	西都児湯	125.6	
神奈川県	最大	横浜南部	284.3	2.2倍	和歌山県	最大	和歌山	364.5	2.4倍	鹿児島県	最大	鹿児島	353.9	3.5倍
	最少	県　央	129.3			最少	那　賀	150.4			最少	曽　於	99.9	
新潟県	最大	新　潟	245.6	2.2倍	鳥取県	最大	西　部	386.5	2.0倍	沖縄県	最大	南　部	289.5	1.7倍
	最少	魚　沼	110.1			最少	中　部	195.8			最少	宮　古	166.3	
富山県	最大	富　山	278.0	1.5倍	島根県	最大	出　雲	417.8	3.4倍	平成27年１月１日住民基本台帳・平成26年医師・歯科医師・薬剤師調査				
	最少	高　岡	187.5			最少	雲　南	123.2						

医療従事者の需給に関する検討会第2回医師需給分科会資料

表１　都道府県内の人口10万対医師数の較差

関があるとの報告が多い。このため、地域の高校生を対象にした入学勧奨や出前講義[14]、入学選抜での地域枠の設定は有効な方策となる。

地域枠は、海外でも、民族、マイノリティなどの社会的要因に応じた特別な募集枠とともに、アドミッションポリシーに明記しているところが少なくない。地域枠には、①地域出身者のための選抜枠、②出身地にかかわらず、地域医療に従事する意思を有する者を対象とした選抜枠、とに大別され、履行義務の有無、奨学金貸与の有無で、合計8通りの組み合わせがある。海外でも、このいくつかの組み合わせの地域枠を有する国が少なからずあり、地域医療に従事する医師の確保に一定の成果を上げている。

例えば、オーストラリアでは国が主導する3種類の地域枠があり、追加の入学定員が設定されているが、奨学金貸与のある地域枠（Medical Rural Bonded Scholarship：MRBS）では、奨学金を返還して義務履行をしない場合、最長12年間メディケア診療が制限される[15]。また、同国は地域における医師不足の対策として、医学部入学者に占める地域からの出身者の割合を引き上げる年次目標を設定している[9]。地域枠選抜の学生は一般選抜の学生と比べて、卒前、卒後教育での成績に有意の差はなく、医師不足の地域で医療に従事する割合は数倍との報告がある[16]。

わが国の地域枠は、1997（平成9）年度に2大学定員11名でスタートしたが、2008（平成20）年以降、医学部定員増に伴って地域枠を設ける大学が増加した。これには、「医学部卒業後の勤務地として出身地を選択する傾向がある」との観点から、２０１０（平成22）年度以降は入学定員増に地域枠の枠組みが設けられたことが大きく影響する。２０１５（平成27）年には、「地域の医師確保に係る奨学金を活用し、地域医療等に従事する明確な意思をもった学生の選抜枠を設定し医師定着を図ろうとする大学又は自治医科大学の入学定員について、各都道府県につき原則10名を上限に増員を認める」とされた。

２０１５（平成27）年度でみると、70大学が地域枠の制度を導入しており、地域枠の入学定員は全国で１５４１名に上り、定員枠は平均22名である[17]（**図２**）。地域枠の卒業生を輩出した49大学の調査では、地域枠の卒業生のほうが、それ以外の卒業生よりも地域定着率が高いとされる。[17]また、２００８、２００９（平成21）年に入学した地域枠の学生の学力をみると、ストレート卒業率、国家試験現役合格率とも全国平均を上回っていたとされる[18]。

自治医科医大学は、医療に恵まれないへき地等における医療の確保向上および地域住民の福祉の増進を図ることを目的に１９７２（昭和47）年に開設された。47都道府県から各２～３名の入学者が選抜され、全員に都道府県の奨学金が支給される。地域医療に従事する卒業生の割合は、義務履行終了後で他大学の４倍多く[19]、約７割の医師が出身の都道府県に定着しているとされる[20]。

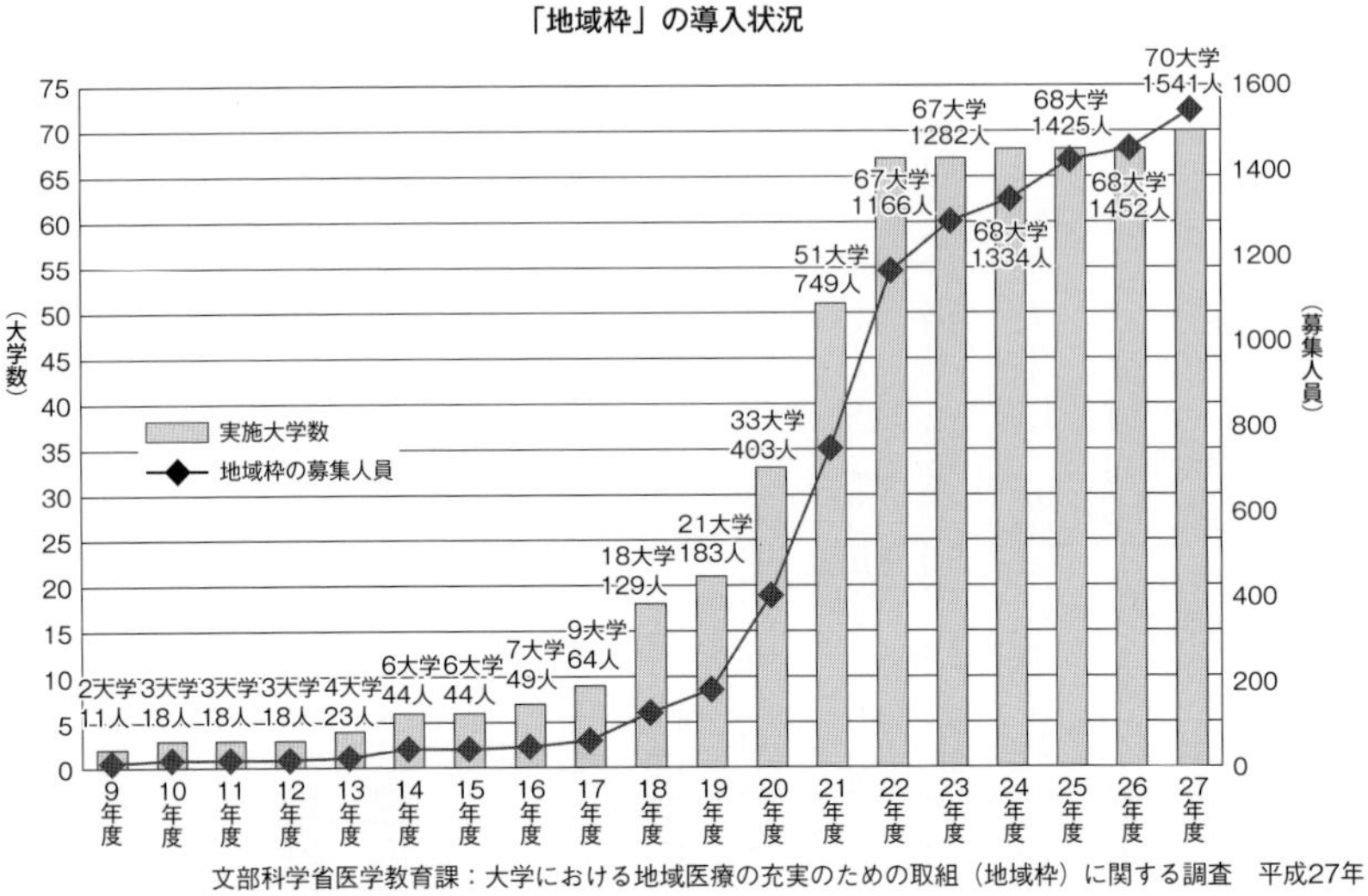

文部科学省医学教育課：大学における地域医療の充実のための取組（地域枠）に関する調査　平成27年

図2　「地域枠」の導入状況

4　地域医療のカリキュラム

医学の教育カリキュラムは、全体の3分の2程度の時間数（単位数）を「医学教育モデル・コア・カリキュラム、教育内容ガイドライン」[21]に示された内容とし、残り3分の1程度の時間で、個性ある各大学独自のプログラムを準備することになっている（**図3**）。

現行のコア・カリキュラムは、2010年度に改訂されたものである。現在、次の改訂に向けた作業が行われており、今年度中に最終案の決定、2018（平成30）年度から適用の予定となっている（**図4**）。この改訂は、WFMEのスタンダードに基づく医学教育認証制度に対応し、医師国家試験の出題基準改定（2018年から適用予定の基準、本年6

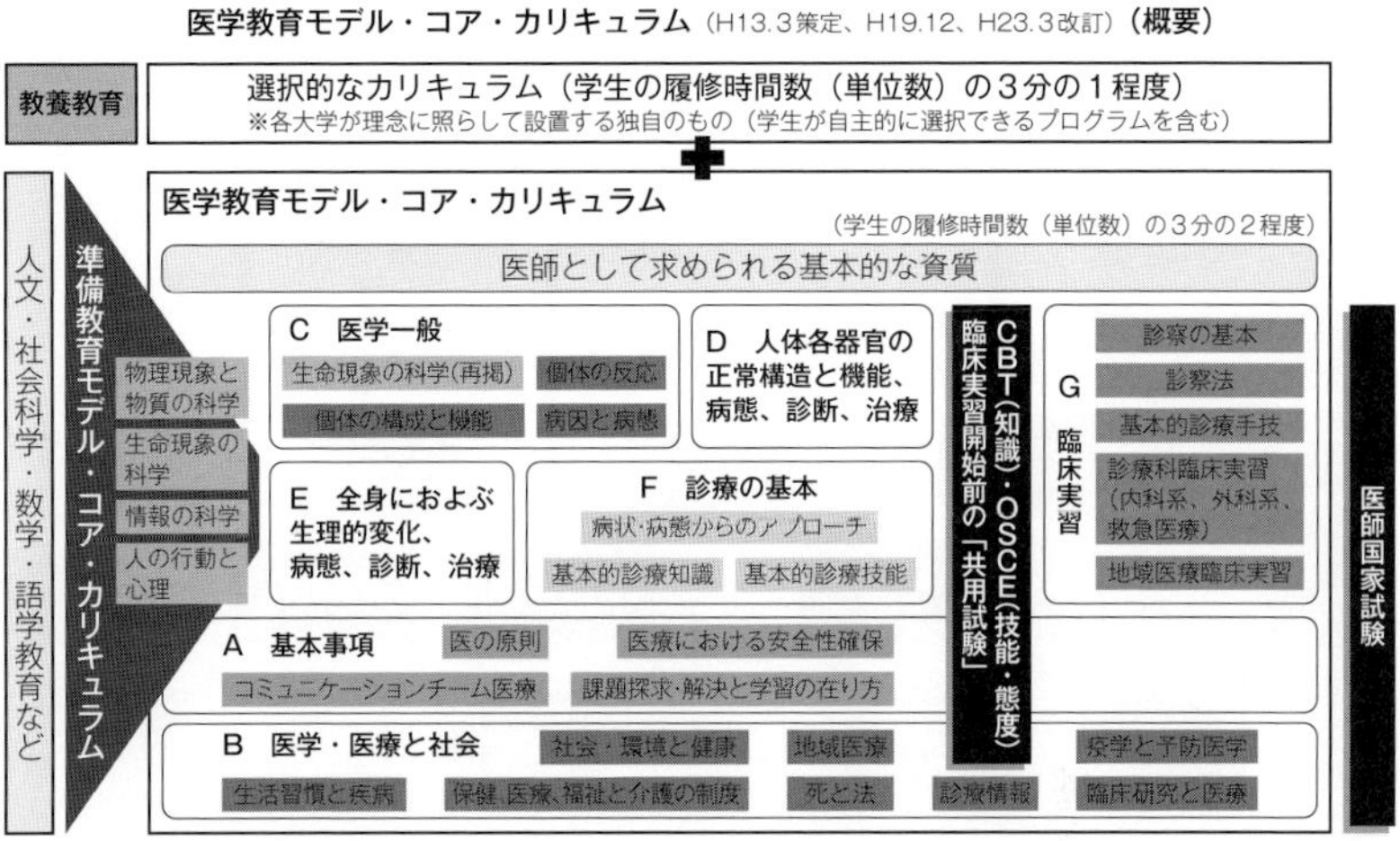

医学教育モデル・コア・カリキュラム　平成22年度改訂

図３　医学教育モデル・コア・カリキュラムの概要

月公表）や新しい専門医制度（来年度にスタート予定）との整合性をとるためとされる。

２００７（平成19）年度改訂のコア・カリキュラムには、地域医療の教育を重視する記載が盛り込まれた。さらに、現行版には「地域の医療を担う意欲・使命感の向上」として特別の記載がなされている。すなわち、早期体験学習、社会医学実習、衛生・公衆衛生学実習、地域医療臨床実習について、「これらを個別に実施するのではなく、入学後から段階的・有機的に関連づけて実施することにより、効果的に体験・認識を蓄積していくことが必要である[21]」とされた。

入学直後に医療や介護の現場を体験させる早期体験学習（early exposure）は、学習意欲を高め、医師としての使命感を培うものである。これは、地

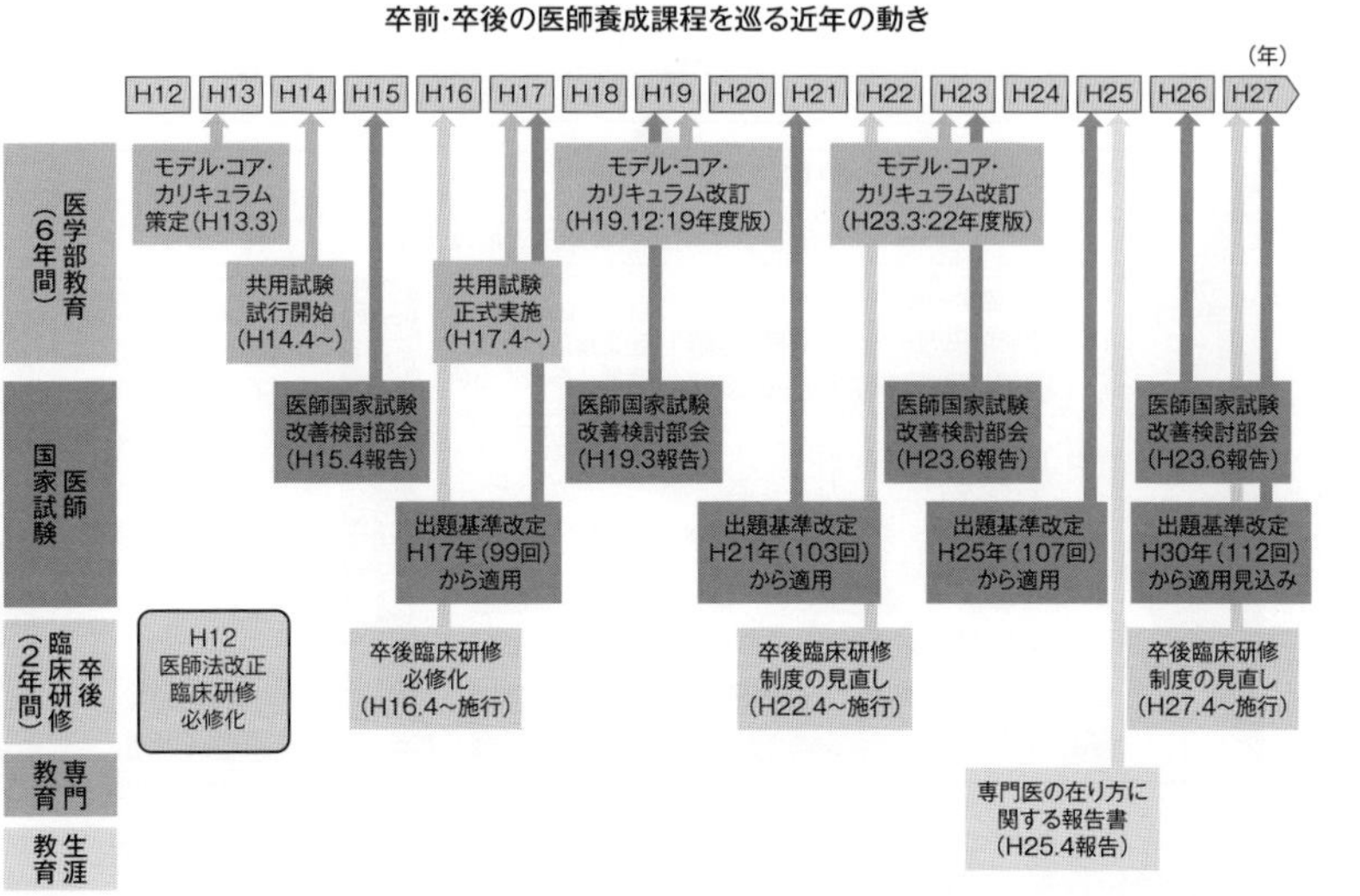

厚生労働省医事課：医師養成課程を巡る近年の取組　平成28年

図4　卒前・卒後の医師養成課程を巡る近年の動き

域医療を担う医師を育てる上で極めて重要なカリキュラムである。医療過疎の地域で起きている衝撃的な出来事を体験することで、地域医療に関わりたいとして入学した学生にはその意思を確かなものし、地域医療に関心の薄い学生には新たな興味を抱く絶好の機会となる。

厚生労働省の「医療従事者の需給に関する検討会 医師需給分科会 中間取りまとめ」には、医師偏在対策として「医学教育において、地域医療の向上への貢献に関してより早期の動機付けを図る」ことが挙げられている[22)]（**図5**）。

海外では、入学してから2年間に地域医療の特別コースを設けた大学と、これを選択科目とした大学を比較すると、前者では地域での医療、後者では都会での医療や専門医を志望した学生

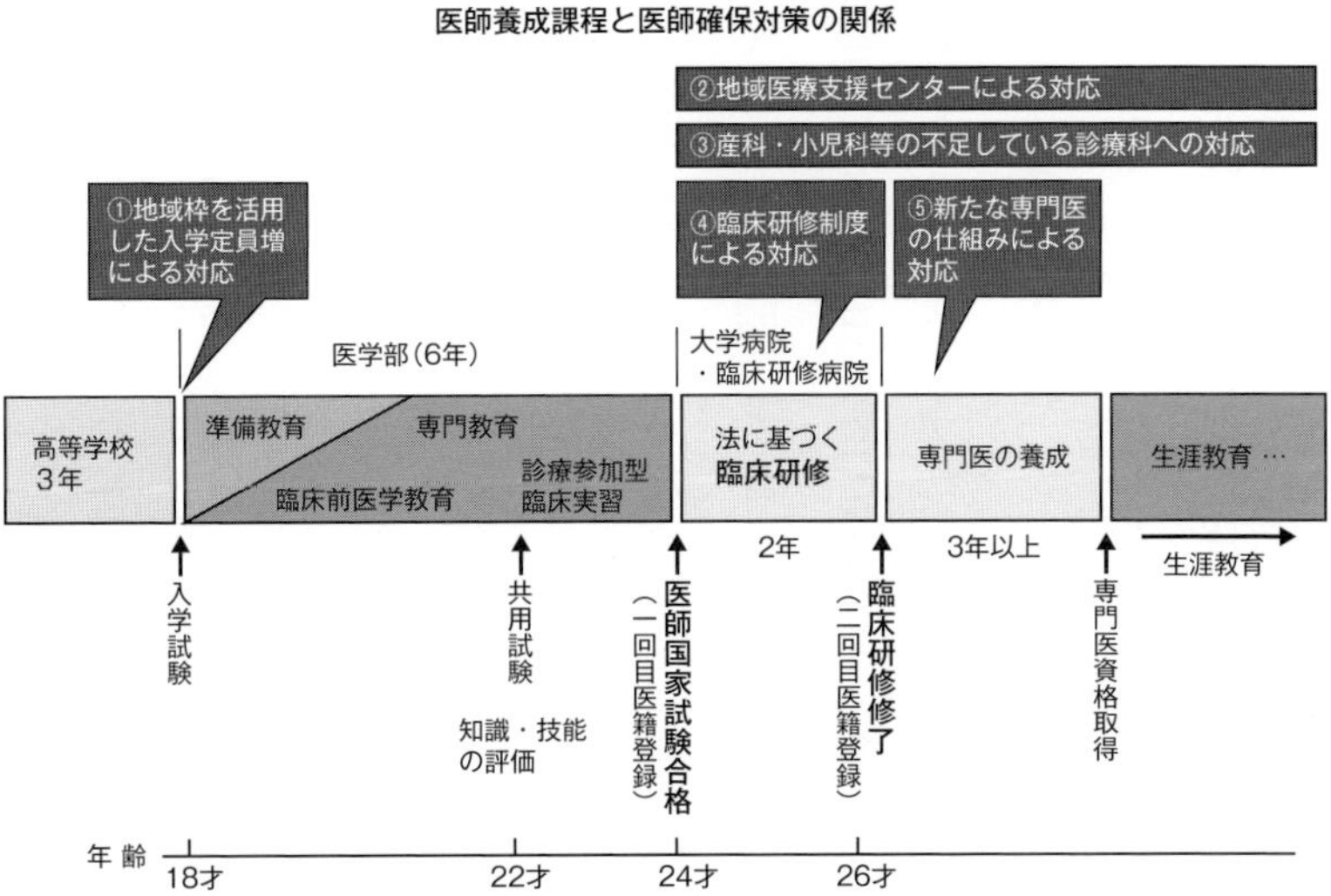

厚生労働省：医師の需給に関する基礎資料　平成28年

図5　医師養成課程と医師確保対策の関係

が多かったとの報告[23]がある。また、地域医療の体験は、医学生、とりわけ地域出身でない者に地域で医療を行う強い動機づけなるとの報告が多い。[24,25]地域医療のプログラムは、期間限定の必須科目としても、年単位の滞在が可能な選択科目としても、地域医療に関心を持つ重要な機会となり、学生の評価も高い。[26]

5　NOSMモデル

カナダ、オンタリオ州のNOSM(Northern Ontario School of Medicine：北オンタリオ医科大学）は、オンタリオ州北部の住民の健康を改善するという強い社会的責任を担って、2002年に創設された私立大学(not-for-profit medical education corporation）である。カナダで医学部が新設されたのは30年ぶりのことである。[27] ２００５年から学生募集を開始し、今年で11年が経過した。

オンタリオ州の南部は、カナダで最も人口が多く、オタワ（首都）やトロント（州都）などの大都市がある。一方、北部はオンタリオ州の面積の９割近くを占める（フランスとドイツを合わせたほどの広大な面積）が、人口（約84万人）は州全体の１割にも満たない過疎地域である。オンタリオ州内の南北格差は医療でも大きく、北部の医療過疎は大きな問題であった。南部には、マックマスター大学、オタワ大学、トロント大学など歴史と定評のある医学部があるが、北部の医療需要を満たし切れていなかった。

ＮＯＳＭが開設される以前、マックマスターとオタワ両大学の協力により、北部にあるLaurentian UniversityとLakehead Universityの2大学（医学部は有しない）で、レジデントをトレーニングするプログラムが設けられた。しかし、１９７２～１９９７年の25年間に、このプログラムで研修を行ったレジデント２０００名強のうち、北西部に定着した医師は1割にも満たず、医療過疎の改善にはつながらなかった。[27]

ＮＯＳＭの医学教育の特徴は、州北部の多様な地域において行う地域滞在型教育（distributed/community-engaged/community-oriented medical education）である。このカリキュラムのフレームは、この地域の医師、レジデント、行政官、住民、患者等が医学部開設前の2年間をかけて協議し、編成されたものである。[27] 医学部づくりの準備段階から地域の関係者が参画したことが、NOSMの教育に多くの地域が全面的に協力・支援することにつながったと思われる。

NOSMのキャンパスは、Laurentian、Lakeheadの2大学による誘致合戦の結果、協議により等しく両大学に置かれることになった。[27] NOSMのメインキャンパスは両大学のあるThunder BayとSudburyであるが、現在、地域実習等を行う教育研究拠点（サテライト）が90か所以上あり、[28] 広大なオンタリオ州北部全域がキャンパスとも言える。

NOSMの教育方針は、①多職種協同（interprofessionalism）、②共同学習（integration）、③地域志向（community orientation）、④地域包括（inclusivity）、⑤全人的医療（generalism）、⑥継続性（continuity）、⑦疑問対応（dedication to inquiry）の7項目である。[29] 多職種協同とは、医療が様々な職種による協同作業である以上、一部の卒前教育においても看護学生などとチームワークを組むというものである。ミネソタ大学では、地域医療の教育で薬学学生とのチームを組むことで高い学習効果が得られたとしている。[30]

医学部教育の4年間（欧米はメディカル・スクールとして4年制）のうち、半分の2年間程度が地域滞在型教育にあてられる。

1年次と2年次は症例モジュール（case-based module：CBM）による基礎的な臨床教育である[29]。CBMでは、スモールグループごとに教員がついて、主要な疾患を網羅する症例検討を行う問題発見型学習（problem-based learning：PBL）、自発的学習（active learning）が行われる。また、診察法、コミュニケーション法、臨床検査、診療技術の習得が行われる。この期間、6週間にわたる地域実習が3回行われ、患者宅、病院、長期ケア施設、診療所、薬局、リハビリテーションセンター、ナーシングホーム等における経験を積む。

6　経済支援と地域貢献

NOSMの3年次には、包括的な地域実習（comprehensive community clerkship：CCC[29]）が行われる。最大8名のスモールグループごとに各地域に8か月間滞在し、地域という様々な社会的文化的環境に身を置いて、患者、住民のヘルスケア・ニーズを把握し、CBMで習得した知識、技能のブラッシュアップを図る。地域では、1300名を超える臨床教員、研究者、地域関係者が学生教育にあたる[31]。

4年次は、52週にわたり、中小の地域病院で2次、3次医療の臨床修練が行われる[29]。地域病院の多くは開放型病院で、医師の多くは自らのオフィースを持ち、病院とは契約による勤務となっているが、学生教育にあたる医師には大学から報酬が支払われる。

オンタリオ州保健省（ＭＯＨＬＴＣ）は、地域住民の医療を確保するため、地域医療の教育に補助金を計上しており、２０１３年の予算額は１６００万ドル（約12億５０００万円）である。[28] 学生実習にかかる経費（旅費、宿泊費、指導医師報酬等）は、ＭＯＨＬＴＣの補助金が活用されている。[27]

ＮＯＳＭの学費は、授業料、副次的経費、学生会費などを合計して、年間２万３５００～２万４５００ドル（約１８０～１９０万円）である。医学部４年間の学費の総額は、日本円で約７２０～７６０万円となる。学費に生活費を含めると、医学生は年間に４万９５００ドル（約３９０万円）程度が必要となるが、宿舎費や旅費には償還制度がある。[32]

３年次の地域実習（ＣＣＣ）に係る経費に関しては、大学（原資はオンタリオ州保健省の補助金）から最大９０００ドル（約70万円）が支給される。また、４年次の地域中小病院におけるクラークシップには同じく９０００ドルが支給される。[32]

ＭＡＨＣ（Muskoka Algonquin Healthcare）は、オンタリオ州北部の２１１に及ぶコミュニティをつなぎ、地域における医学生の学習、レジデントの研修を多面的に支援している。[33] また、様々な公的、民間組織が、奨学金、助成金のほか、教科書の割引、レジデント試験（マッチング）に係る旅費の補助、低額掛金の障害保険などを提供し、医学生を経済的に支援している。

地域滞在型教育に地域の協力・支援は不可欠であるが、一方、教育拠点の存在は地域経済に貢献する。ＮＯＳＭの場合、オンタリオ州北部地域に対する経済貢献は総額（直接、間接、誘発効果）６７１０ドル（約52億円、２００７／２００８年）に上るとの試算がある。[34]

ＮＯＳＭを卒業して、ＭＣＣ（Medical Council of Canada、カナダ医療協議会）の資格試験に合格すると、2年間のレジデント（臨床研修）・プログラムに進む。[35]レジデントを修了して、カナダ家庭医学会（College of Family Physicians of Canada）の試験に合格すると、オンタリオ医学会（College of Physicians and Surgeons of Ontario）による開業免許が得られる。

ＮＯＳＭのレジデント・プログラムは、家庭医療学（family medicine：総合診療）が中心であるが、希望すれば救急、麻酔科、一般外科、産科、小児科、整形外科、精神科、老人医療などの関連する診療科をローテンションすることが可能である。

医学生の学習、レジデントの研修や地域医療の教育にあたる医師の情報交換のため、地域教育拠点、大学には高機能の情報ネットワークが構築されている。[36]レジデント修了後、地域医療に従事する医師の支援を行うため、ＮＯＳＭには継続研修・キャリアアップ室（Continuing Education and Professional Development Office：ＣＥＰＤ）[37]が設けられている。

医学生、レジデント（インターン）が、地域での実習、研修を通じて地域医療に関心を持ちながらも、最終的に地域医療を選択しないのは、①現地でのスーパーバイザー、教育スタッフによる指導が不十分だった場合、②地域で働く医師などと良い協力関係、人間関係が築けなかった場合、③地域ではキャリアを積めないと感じた場合、④都会で暮らしたい、都会にいる家族や友人から孤立したくないと思った場合、⑤パートナーが地域での仕事がない場合が多いとの報告[38]がある。ＮＯＳＭでは、①には、地域医療のエクスパートを配置して地域医療の魅力を高め、②、⑤には、ＭＡＨＣ（地域支援組織）やＣＥＰＤ（キャリアアップ室）によるきめ細かな支援を行い、③、④には情報機器を最大限活用しているようにみえる。

7　地域滞在型教育の成果

オンタリオ州は南部の一部を除けば、多くの地域で慢性的に医師が不足しており、１９８０年代に、マックマスター大学が主導して地域を拠点とする医学教育（Ontario distributed medical education：ＤＭＥ）が開始された[28]。現在、同大学は、地域・家庭医療学拠点を11か所、ＤＭＥ拠点を40か所設置している。マックマスター大学は、座学（講義）による系統的学習にかわる、小人数によるＰＢＬ（Problem Based Learning：問題発見型学習）チュートリアルを提言して医学教育に旋風を巻き起こしたが、ＤＭＥもＰＢＬが中心である。

1990年代前半にはオタワ大学、1990年代後半にはウェスタン・オンタリオ大学でも同様のプログラムがスタートした。そして、DME（地域を拠点とする医学教育）と地域における医師の確保とは正の相関にあることが認識されるようになった。NOSMモデルと称される、NOSMでの革新的な医学教育はこのDMEを集大成したものと考えられる。

NOSMは、このNOSMモデルを通じて、オンタリオ州北部の地域医療の改善という社会的責任を果たせているのであろうか。最近のデータ[28]を見ると、卒業生の62%が家庭医療（総合診療）、33%が専門医療、5%がサブ専門医療のレジデント・プログラムを選択している。NOSMのレジデント・プログラムを選択したのは37%で、このプログラムを修了した医師の94%がオンタリオ州北部の地域で診療に従事している。

2005~2013年の8年間の地域における医師（家庭医＋専門医）数の増加率は、オンタリオ州北東部で12%、北西部で19%である[39]。NOSM開設のエンドポイントは、医師の地域定着にとどまらず、住民の健康水準の向上であるが、後者の評価は時期尚早とされる[40]。

カナダは、1960年代に国民皆保険メディケア（medicare）が実現し、国民は原則として無料で医療が受けられる。ただし、外来の処方薬剤、歯科などは自己負担であり、病院や専門医にかかるには家庭医の紹介状が必要となる。オンタリオ州は、州住民の75%が登録するプライマリケア

（家庭医療）に、年間10億カナダドル（約７８０億円）を支出している[41]。

オンタリオ州はこの15年間にプライマリケアの改革に取り組み、医療過疎の改善、医療インフラの整備（カルテの電子化など）、時間外の医療アクセスの確保などを進めてきた。しかし、メディケアの財源は全額が税金であり、世界的な経済の停滞により財源の逼迫が問題になっている。医療支出の増大は出来高払い（pay-for-performance）が大きな要因であるとして、２０１５年、オンタリオ州政府は医師報酬の引き下げを行った。これに対し、オンタリオ州医師会（ＯＭＡ）が司法に取り消しを求めるなどの事態が生じている[41]。医療過疎の改善という最も優先度の高い課題に、行政、医療者、大学が協力して取り組んできたが、財政難がその行く手に影を落としている。

８　おわりに

医医師偏在（地域・診療科）については、厚生労働省の「医療従事者の需給に関する検討会 医師需給分科会」、社会保障審議会医療部会、自民党の「医師偏在是正に関する研究会」などで議論が高まっており、２０１６（平成28）年度内にも法制化を含めた具体的な対策が打ち出される見込みである。医師の勤務状況等を把握するためのデータベースについては、その作成経費が来年度概算要求に盛り込まれている。

「医療従事者の需給に関する検討会」の中間とりまとめ[22]で提示された14項目の医師偏在対策は、専門医（地域ごとの枠の設定）、医療計画（保険医の配置・定数の設定、自由開業・自由標榜の見直し）、管理者要件（地域での診療経験を病院・診療所の管理者の要件とする）など、現行の医師に対する規制的な色彩の強いものが多い。強力な医師偏在対策という風雲急を告げる状況の中で、医育機関が地域医療に従事する医師を育てることの重要性は最高レベルに高まっている。

●参考文献
1）Balasubramanian SS, Jones EC: Hospital closures and the current healthcare climate: the future of rural hospitals in the USA. Rural and Remote Health 16: 3935. Epub, 2016.
2）濃沼信夫：人口減少社会における医師の需給バランス.医療白書 2015-2016年版.日本医療企画.p134-144. 2015.
3）Ono T, Schoenstein M, Buchan J: Geographic imbalances in doctor supply and policy responses. OECD Health Working Papers No.69 p1-65, 2014.
4）Boelen C & Woollard B: Social accountability and accreditation: a new frontier for educational institutions. Medical Education 43: 887–894, 2009.
5）Karle H, Walton H and Lindgren S: The World Federation for Medical Education, History of the first forty years,1972-2012. WFMM.
6）WFME :Basic Medical Education, WFME Global standards for quality improvement the 2015 revision. 2015.
7）日本医学教育評価機構基準・要項検討委員会：医学教育分野別評価基準日本版Ver.2.1 世界医学教育連盟（WFME）グローバルスタンダード2015 年版準拠.2016.
8）全国医学部長病院長会議：医師の地域・診療科遍在解消の緊急提言.2015.

9）Dunbabin, J, Levitt L：Rural origin and rural medical exposure: their impact on the rural and remote medical workforce in Australia. Rural Remote Health 3:212. Epub, 2003.
10）Laven GA, Beilby JJ, Wilkinson D, et al.: Factors associated with rural practice among Australian-trained general practitioners. Med J Aust179: 75-79, 2003.
11）Hays R, Stokes J, Veitch J: A new socially responsible medical school for regional Australia. Educ Health 16:14-21, 2003.
12）Kapadia RK, McGrath BM: Medical school strategies to increase recruitment of rural-oriented physicians: the Canadian experience. Can J Rural Med 16（1）:13-19, 2011.
13）Mathews M, Rourke JT, Park A: National and provincial retention of medical graduates of Memorial University of Newfoundland. CMAJ 175:357-60,2006.
14）Bly J: What is medicine? Recruiting high-school students into family medicine. Can Fam Physician 52:329-334, 2006
15）Australian Government Department of Health: Medical Rural Bonded Scholarship Scheme Student Information Booklet for 2015
16）Rabinowitz HK: Evaluation of a selective medical school admissions policy to increase the number of family physicians in rural and underserved areas. N Engl J Med 319:480-6, 1988.
17）文部科学省医学教育課：大学における地域医療の充実のための取組（地域枠）に関する調査.2015.
18）全国医学部長病院長会議：地域枠入学制度と地域医療支援センターの実情に関する調査報告.2016.
19）Matsumoto M, Inoue K, Kajii E: A Contract-Based Training System for Rural Physicians: Follow-Up of Jichi Medical University Graduates（1978-2006）.J Rural Health 24: 360–368,2008
20）Matsumoto M, Inoue K, Kajii E:Long-term effect of prefecture recruiting scheme of Jichi Medical University, Japan. Rural Remote Health 8: 930. Epub,2008.
21）医学教育モデル・コア・カリキュラム. 教育内容ガイドライン.平成22年改訂版. 2011.
22）厚生労働省：医療従事者の需給に関する検討会 医師需給分科会 中間取りまとめ.2016.
23）Zink T, Center B, Finstad D, et al.: Efforts to graduate more primary care physicians and physicians who will practice in rural areas: Examining outcomes from the University of Minnesota–Duluth and the rural physician associate program. Academic

Medicine 85: 599-604, 2010.
24) Eley DS, Young L, Wilkinson D, et al.: Coping with increasing numbers of medical students in rural clinical schools: options and opportunities. Med J Aust 188（11）: 669-671, 2008.
25) Viscomi M, Larkins S, Gupta TS: Recruitment and retention of general practitioners in rural Canada and Australia: a review of the literature. Can J Rural Med 18（1）:13-23, 2013.
26) Lee YH, Barnard A, Owen C: Initial evaluation of rural programs at the Australian National University: understanding the effects of rural programs on intentions for rural and remote medical practice. Rural and Remote Health 11: 1602.（Online）, 2011.
27) Lanphear J H and Strasser R:Developing Partnerships for Distributed Community-Engaged Medical Education in Northern Ontario, Canada. MEDICC Review 10（4）:15-19, Fall 2008.
28) Council of Ontario Faculties of Medicine: Bringing care closer to home. Distributed Medical Education in Ontario: Program Compendium 2014.
29) Matte M：Overview of the Four Year Undergraduate Medical Education Program at the Northern Ontario School of Medicine
30) Sisson DC, Westra RE:Impact of a Rural Interprofessional Experience in Rural Communities on Medical and Pharmacy Students. Family Medicine 43（9）:653-658, 2011.
31) NOSM：A roadmap to 2020. NOSM's whole school strategic action plan. 2015
32) NOSM：2016-2017 Tuition & Fees. http://nosm.ca/education/learner_affairs/default.aspx?id=21755
33) NOSM：Muskoka Algonquin Healthcare. http://www.mahc.ca/en/services/Northern-Ontario-School-of-Medicine.asp.
34) Hogenbirk JC, Robinson DR, Hill ME, et al.: The economic contribution of the Northern Ontario School of Medicine to communities participating in distributed medical education. Can J Rural Med 20（1）:25-32. 2015.
35) Medical Council of Canada: Medical Council of Canada Qualifying Examination Part Ⅰ. http://mcc.ca/examinations/mccqe-part-i/
36) Strasser RP: Community engagement: a key to successful rural clinical education. Rural and Remote Health 10:1543.（Online）,

2010.
37）NOSM：Continuing Education and Professional Development. http://www.nosm.ca/education/cepd/events.aspx
38）Henry JA, Edwards BJ, Crotty B: Why do medical graduates choose rural careers? Rural and Remote Health 9:1083（Online）, 2009.
39）Council of Ontario Faculties of Medicine: Bringing care closer to home. Distributed Medical Education in Ontario: 2014 Report.
40）Born K and Teppe J: Innovative medical education in Northern Ontario. Healthydebate June 14, 2012, http://healthydebate.ca/2012/06/topic/ innovation/nosm.
41）Marchildon GP, Hutchison B: Primary care in Ontario, Canada: New proposals after 15 years of reform. Health Policy 120: 732-738, 2016.

【経歴】

濃沼信夫（こいぬま・のぶお）

東北医科薬科大学医学部教授

１９７５年東北大学医学部卒業。武蔵野赤十字病院、フランス・モンペリエ大学病院、厚生省、ＷＨＯ本部事務局、国立がんセンター等を経て、90年、東北大学医学部教授、２０１６年より東北医科薬科大学医学部教授。

精神医療の改善に欠かせないもの

読売新聞東京本社医療部主任　佐藤光展

1　精神科に蔓延する独特の閉鎖性

群馬大学病院で、同じ執刀医による腹腔鏡手術や開腹手術を受けた患者が手術後に相次いで死亡した問題は、社会に衝撃を与えた。群馬大学の改革委員会は、２０１６（平成28）年7月にまとめた最終提言で、次のように厳しく指摘した。

「今回の重大事案は、肝胆膵部署における体制的欠陥と、医療に従事する者としての適格性を疑わざるを得ない医師がこの体制の主要な構成員であったことによって起こったものと思われる」

「当該診療科では、医師が真の意味での患者本位の医療を提供する視点を備えるに至っていなかった」

外科の世界は医師の技量差が見えやすい。それでも「患者本位」の視点が組織に欠如すると、このような重大な問題が起こる。

では、精神科はどうか。精神科ほど医師の技量差が見えにくい診療科はない。一般診療科が治療成績を積極的に公開する時代にあっても、精神科はうつ病患者の治癒率などの基本的な治療成績すら公開せず、過剰診断や根拠不明の漫然処方、多剤大量処方が蔓延してきた。

精神疾患は目に見えない。そのため患者から症状を直接聞く主治医以外は、上司であっても治療に口を挟みにくい。外科などのように、検査画像や検査数値を複数の医師が見て、意見を述べ合う機会がないのだ。患者の状況や処方内容などを、精神科の主治医が他の医師の前で話すことはあっても、そこで交わされるのは主治医の主観が入った情報であり、診断や処方の見直しなどの議論にはなりにくい。このような精神科の特殊性は独特の閉鎖性を生み、主治医の独りよがりな診療が絶えなかった。

2　安易な処方が新たな病気を生む

精神科医の不適切な診療で、かえって状態が悪くなった患者は多い。私のもとにも数々の悲鳴が寄せられる。そこで主治医たちに治療の意図や悪化の理由を聞くと、決まって同じ言葉が返ってくる。

「治療はうまくいっている」

「薬を増やしたのは治療中に病状が悪化したため」

「精神疾患は完治しないので難しい」

まさにご都合主義の回答だ。「悪化した」のではなく、「悪化させた」のではないのか。「完治しない」のではなく、「完治させなくしている」のではないか。以前は、うつ病の多くは完治すると言われていた。ところが近年は、抗うつ薬を何年も飲み続ける患者が目立つ。精神科医たちは次のように弁明する。

「過剰なストレス社会で治りにくいうつ病が増えている」

「昔は精神科に来なかった人も受診し、難しいうつ病の割合が多くなった」

確かに、そうした側面もあるだろう。だが、まず行うべきは自らの診療の質を問うことではないか。気分の落ち込みは誰でも経験する。仕事がうまくいかなかったり、友人や肉親に不幸があったりすると、抑うつ状態が長引きやすい。

このような抑うつの多くは自然な心の反応で、時間の経過と共に治ることもある。ところが、精神科医がすぐに「うつ病」と診断し、薬を処方すると、患者は病者意識を募らせ、薬の影響もあって自然な回復が妨げられてしまう。本来は自然回復していた人までを、終わりなき服薬に追い込んでいるのではないか。

精神科医が安易に処方する薬のなかには、依存性が高いものもある。一部の患者は、うつ病や不安症などの治療で処方された睡眠薬、抗不安薬を指示どおりに飲んでいただけで、処方薬依存（常用量依存）に陥ってしまう。このような患者は、減薬すると体調が悪化するので服薬をやめられない。精神科医の安易な処方が、新たな病気を作り出しているのだ。

３　処方の適正化に向けた取り組み

私は医療専門記者として、精神医療のプラス面だけでなく、このようなマイナス面も長らく指摘してきた。だが前述したように、精神科は技術が劣る医師の暴走を止める機能が乏しく、日本精神神経学会などの主要学会ですら自浄能力を発揮できなかった。

そこで、厚生労働省が２０１４（平成26）年に業を煮やして打ち出したのが、向精神薬を一定剤数以上処方すると診療報酬を減額する仕組みだ。２０１６年度診療報酬改定では、睡眠薬、抗不安薬、抗うつ薬、抗精神病薬の処方は各2種類までと制限された。特定の診療科を名指しして、薬の処方剤数で診療報酬を減額する仕組みは過去に例がなく、精神科にとって恥ずべき事態だった。

こうしたショック療法を経て、精神科のなかからも改善に向けた動きがようやく生まれ始めた。２０１６年秋には、大阪大学や京都大学、名古屋大学、東京大学、慶応義塾大学などの大学を中心とした22施設の精神科が手を組み、医局の精神科医に対して、統合失調症とうつ病の治療ガイドラインに則した治療講習を開始した。以後、定期的に開催し、受講者の処方がその後の臨床で改善したかどうかを評価して、結果を公開する計画だ。

この取り組みを進める大阪大学の准教授は「最低10年は続ける。講習を受けた医師が主要病院に広がれば、精神科の処方は適正化されていく」と話す。閉鎖性を打破し、治療を客観化する取り組みに期待したい。

4 「患者本位」の視点を持った精神科医の育成に向けて

だが、精神科医に必要なのは優れた治療技術だけではない。精神科医の多くが資格を取得する精神保健指定医には、憲法が保障する身体の自由を制限し、患者を強制入院させたり、身体拘束や隔離を行ったりする力が与えられている。それゆえに高い人権意識が求められるのだが、２０１５（平成27）年に聖マリアンナ医科大学で発覚した精神保健指定医の不正取得問題は、指定医の倫理観の低さを露呈させた。２０１６年秋には、この問題は他の大学にも波及した。他の医師の症例を自分が診たと偽り、資格申請するような倫理観欠如の精神科医たちに、人間を隔離し、縛り付ける力を持たせてはならない。

２０１６年７月、神奈川県相模原市にある障害者福祉施設「津久井やまゆり園」で起こった凄惨な殺傷事件では、強制入院のあり方を問う議論が巻き起こった。「強制入院制度を拡大し、危険人物を長く閉じ込めておける仕組みに変える」などといった乱暴な提言が全国紙にも掲載された。

言うまでもなく、精神科の強制入院は治療のために行うものであり、危険思想の持ち主を閉じこめるためにあるのではない。精神科の強制入院を保安処分的に利用するような濫用は認められない。精神科の機能の一部に、社会防衛的な側面があることは事実だが、その機能は最小限にとどめなければならない。

精神科医は人権上の難しい判断を迫られる場面が多い。その際に必要な高い倫理観や人権意識は定型的な教育で習得できるものではなく、常に患者目線を意識した丁寧な診療を通して磨かれる。薬物療法の技術向上だけでなく、個々の患者の人生ときちんと向き合える精神科医の育成を、社会は切に望んでいる。

【経歴】

佐藤光展（さとう・みつのぶ）

読売新聞東京本社医療部主任

1967年生まれ。立命館大学経済学部卒。神戸新聞社社会部で阪神淡路大震災、神戸連続児童殺傷事件などを取材。2000年に読売新聞に移り、03年から医療部。「患者のための医療」をテーマに日本外科学会、日本内視鏡外科学会、日本公衆衛生学会、日本病院・地域精神医学会等の学会や研究会、患者・家族会などで講演。厚生労働省「依存症者に対する医療及びその回復支援に関する検討会」構成員などを務める。読売新聞インターネットサイトで『佐藤記者の「新・精神医療ルネサンス」』を長期連載。著書に「精神医療ダークサイド」（講談社現代新書）。分担執筆は「こころの科学増刊　くすりにたよらない精神医学」（日本評論社）、「統合失調症の人が知っておくべきこと」（NPO法人地域精神保健福祉機構）など。

医師の多様性を求めて――医師養成大学院（メディカルスクール）を考える

独立行政法人国立病院機構久里浜医療センター精神科医師／慶應義塾大学医学部精神・神経科学教室助教（専修医）
杉原正子

1　はじめに

どのような医師をどのように養成するべきなのか。これは、国内外に関わらず、医療・介護・福祉の未来を左右する最重要課題であると言っても過言ではない。これに関して、筆者が特に提案したいのは、本邦における、医学部以外の学部（以降、「他学部」と表記）を卒業した学士を対象とする４年制の医師養成大学院（メディカルスクール）の創設である。ただし、これはあくまでも筆者の私見であって、筆者が属するいかなる団体の意向でもないことを付記しておきたい。

筆者はもともと数学科出身であり、大学卒業後、外資系コンピュータメーカーにシステムズエンジニアとして勤務していたが、「機械は愛せない」と感じて5年半で退社し、その半年後、大学の文学部の教員を目指して大学院に入学した。同時に高校講師として勤務し始め、現代文に加えて医療系小論文を担当することになり、闘病記やドキュメンタリー番組[1]などを教材として生徒と共に学ぶうちに、医師になりたいという思いが強まり、山梨大学医学部医学科の1年次に入学した。

つまり、筆者は、他学部、社会経験を経て医師になった当事者である。他の業界にいた「異邦人」だからこそ、また、社会経験を積んだ大人であり、なおかつ自分より若い世代を多く同期に持ち、共に過ごしてきた「若手医師」であるという二面性を持つからこそ見えることがあると考えている。

以上を背景として、筆者はこれまでに「医師養成大学院（メディカルスクール）を考える」というシンポジウムをシリーズで3回開催し、政策分析ネットワーク主催のシンポジウムと勉強会各1回をあわせると全部で5回、現場からの情報発信と参加者との全体討論を行ってきた[2]。

初回のシンポジウムを開催した2012（平成24）年当時、「医師養成大学院（メディカルスクール）」（以降、見出し以外では「医師養成大学院」とのみ表記）と言っても、一般市民は「一体それは何ですか？」という反応を示すことが多かった。一方、医師の反応は、語弊を恐れずに言うならば、絶賛と嫌悪に二分される傾向にあった。2016（平成28）年現在、一般市民の医師養成大学院への関心は以前に比べてかなり高まっているようだが、むしろ医師や医療者、またその団体などに、変化が乏しいように思われる。

この背景には、非医師や市民から医学教育の現状が見えにくいばかりか、医師の多くは医学教育力や医学教育への関心を問われる機会が少ないという現実がある。特に、他学部出身の医師（以降、「回り道医師」と表記）やその養成については、立場を問わず、情報が過少であるがゆえに理解も困難であり、結果として建設的な議論の機会が大きく失われているのではないかと思われた。

しかし、筆者は考える。医師養成大学院について考えることは、私たちがどのような医師を求めて、どのように育てるかを改めて問い直すことに他ならないのではないかと。

本稿は、前述のシンポジウムおよび勉強会で筆者が口頭発表した内容を中心に、書き下ろしたものである。本稿が、さまざまな立場の皆様による議論の参考となれば、望外の喜びである。

2 医師養成大学院（メディカルスクール）とは何か

日本では、他学部出身の学士が、人によっては社会経験も積んだ後に医師を目指す場合、2通りの方法がある。一つは、筆者のように、医学部の1年次から入学し直し、6年間学ぶ「再入学」であり、もう一つは、1年後期から3年前期までの間に編入し、4～5年半の間、医学部に在学する「学士編入学」である。これらに対して、まだ日本には存在せず、筆者が提言する医師養成大学院は、他学部を経て、4年間の大学院教育を受けて医師となる仕組みである。再入学・学士編入学が学部教育であるのに対して、医師養成大学院は大学院教育である点が、大きく異なっている。

医師を養成するための学士用の課程は、英語ではGraduate Medical Program（GMP）、Graduate Entry Program（GEP）、Graduate Entry Medicine（GEM）などと呼ばれる。しかし、これらは高校卒業者用の6年制の医学部への学士編入学のプログラムを指す場合と、4年制の大学院レベルの医学校を指す場合との両方があるので注意が必要である。

一方、米国型のメディカルスクールは、普通は4年制の大学院レベルの医師養成機関のことを指す。この訳語として、筆者は「医師養成大学院」が最適なのではないかと考えている。「医学（系）研究科」は、日本に既存の医師養成を行わない大学院をも意味してしまい、「専門職大学院」では養成するのが医師であることが不明確であり、「医師養成機関」「医師養成学校」などでは、学部でなく大学院レベルであることが伝わりにくいからである。ただし、ミネソタ州にある有名な総合病院メイヨー・クリニック（Mayo Clinic）に附設されているMayo Medical School[3]のような医師養成機関に関しては、課程としては大学院レベルであっても、大学ではなく総合病院に附設するという意味で、「メイヨー医学校」などが適切なのではないだろうか。

３　なぜ医師養成大学院（メディカルスクール）が重要なのか

⑴医師の多様性の確保

①世界の流れ

医師養成大学院が重要である理由として、まず、医師の多様性の確保を挙げたい。このことは、すでにある程度、国際的に共通認識となっている。英国では１９９７（平成９）年、諮問委員会であるＭＷＳＡＣ（the UK Medical Workforce Standing Advisory Committee）によって、医学校の学士の入学枠拡充が推奨された。目的は、「入学者数を増やし、多様性を高め、医師養成の速度を上げて、予想される医師不足に対応するため」であった[4]。英国よりやや早く政府によって医師養成大学院が推奨されたオーストラリアでも、やはり医師の多様性は重視されている[5]。本邦においても、多様な医師を育成することがいかに重要であるかに関して時折言及されるが[6]、いまだ本質的な議論に届いていないのが現状である。

②医師の多様性はなぜ必要なのか

医師の多様性はなぜ必要なのか。この答えは、必ずしも一つに決まるわけではないが、第一に、医療の主役である患者さんが多様であることが挙げられるであろう。米国の医師卒後臨床研修プログラムを評価・認証する米国卒後医学教育認定評議会（ACGME：Accreditation Council for Graduate Medical Education）の定める「研修医に求められる基本的能力」の中の「プロフェッショナリズム」においても、「患者の多様性に配慮でき反応できる（sensitivity and responsiveness to a diverse patient population）」ことが求められている。[7]

多様であるのは、患者さん自身だけではない。高齢化、核家族化、医療の進歩などに伴い、臨床の現場では、患者さんをめぐる課題や解決策も、ますます複雑多岐を極め、多様化している。筆者は精神科の現場にいるので、特にこのような傾向があるのかもしれないが、「患者さんの疼痛が、身体からきているのか、心からきているのか鑑別が困難である」「患者さんよりもキーパーソンである伴侶の認知症のほうが速く進行していた」「ある患者さんの在宅ケアが、ある一人の地域スタッフの個人的な能力の高さ、献身的配慮に依存しすぎている」「入院中の患者さんの喫煙の可否に関して、スタッフ間で意見が分かれている」などなど、複雑で多様な課題には枚挙にいとまがない。多様なスタッフから構成されるしなやかな医療チームでなければ、このような複雑な課題に柔軟に対応することは難しいのではなかろうか。

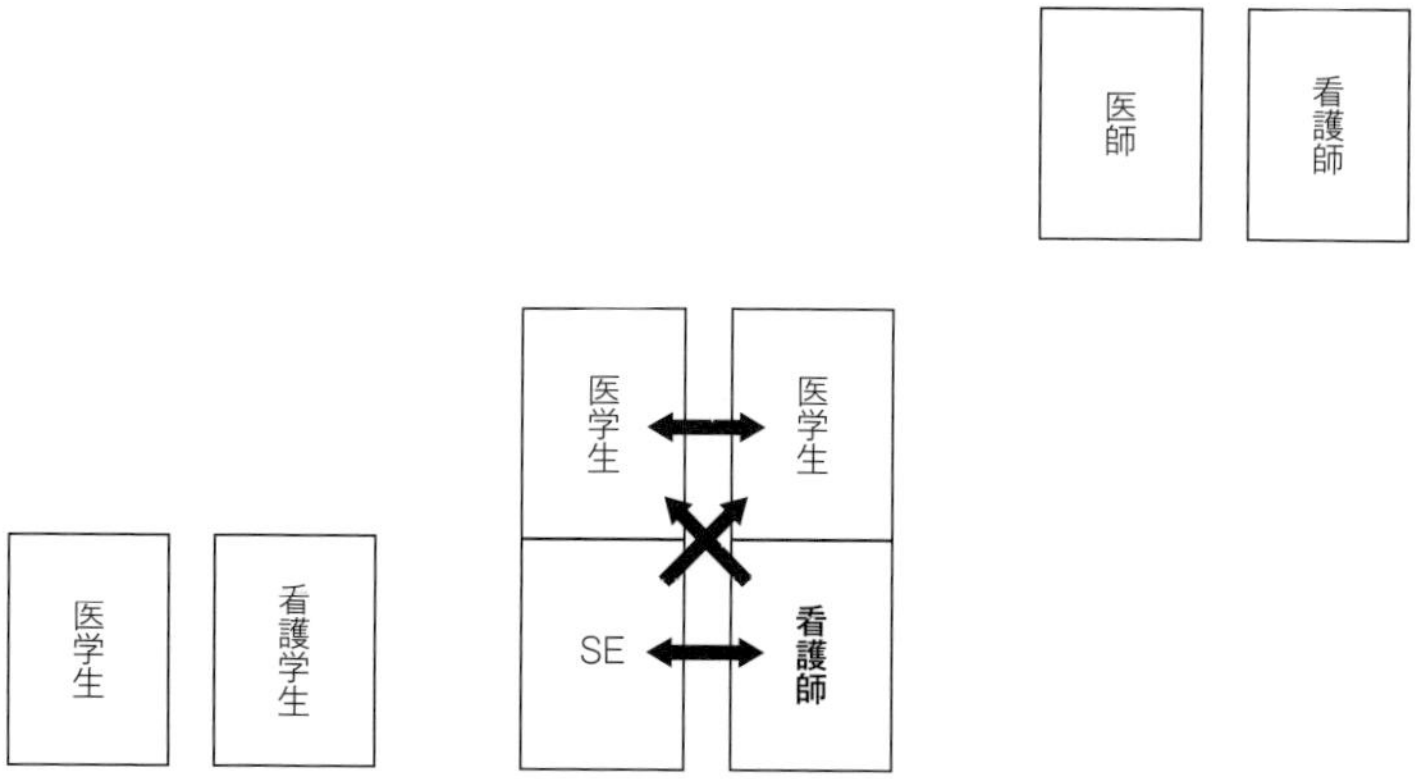

図１　経験の共有

③経験の共有

筆者が入学した山梨大学医学部医学科には、学士編入学制度は今も昔も存在しないが、１年次に入学した際、同期入学者１００名中、他学部を卒業した学士が８名おり、筆者も含めて全員理系出身であった。また、社会人経験者は４名で、前職はそれぞれ、看護師（かつ保健師）、理学療法士、歯科医師、公務員であった。この同期の集団自体、多様性を有していたわけであるが、筆者は医学生生活が始まってすぐに、このような集団で学ぶことが、想像をはるかに超える意義を持つことに気づいた。言うなれば、「経験の共有」（**図１**）である。

１年生の夏、早期臨床実習のときのことである。このときの経験は、以前に季刊誌にも書いたことがあるが[8]、筆者は重度心身障碍者の施設に配属され、たまたま、看護師出身のＡ君が担当する患者さんと、筆者の患者さんのベッドが隣同士であった。A君は、理解はできるが発語ができない、ケアが難しい患者さんを任されており、特別にすべての患者さんの入浴介助などもさせてもらっていた。一方、患者さんを担当することはもちろん、接することさえ初めてで、おっかなびっくり患者さんに接していた筆者は、A君の一挙手一投足を観察し、真似し、そして、わからないことがあれば、遠慮なく聞くことができた。A君は、発語ができない患者さんの表情をつかんでは、どんどん話しかけ、対話していた。

筆者は、現場にいる臨床医として、少なくとも自分としては、看護師と協力し合うことが非常に好きで得意であると思っているのであるが、もし、本当にそうだとしたら、多かれ少なかれ、このときの体験が影響していると感じる。看護学生と医学生が共に学んだり、看護師と医師が連携したりすることはもちろん大切だが、筆者はこの経験を通して、同じ釜の飯を食べる医学生同士がお互いの過去の体験を共有し、高め合うことは、何物にも代え難い貴重な体験であることを知った。

④多職種連携

最近、多職種連携の重要性がとみに指摘されるようになってきた。多職種連携とは、狭義では医師、看護師、ソーシャルワーカー、ヘルパー、作業療法士、理学療法士、言語聴覚士、事務方などのさまざまな医療スタッフが、また、広義では患者さんや御家族も含む医療チームが協力して、治療やケアを行っていくことである。この多職種連携については、非医師が医師と同等であることや、非医師の専門性が強調されることが多いが、筆者は、多職種間の相互理解が何より重要であると考える。そして、この相互理解は、特にチーム・リーダーである機会が多い医師が、他の職種の業務や立場をどれだけ理解し、対話しようとしているかにかかっているのではないかと考える。臨床の現場では、医師の他の職種への無理解や対話の欠如が、多職種連携を阻んでいる場合も少なくないように見受けられるからである。正直、日本の医学・医療の世界は縦割りであり、医師の「単職種連携」でさえ、十分に行われていないという話は患者会関係の友人知人からよく耳にする。

医師が他の職種をさらに理解し尊重できるようにするためには、多職種が相互の制度や知識を身につけることを目的とした「多職種連携研修」なども有益かもしれないが、何よりも、前職が看護師など他の医療職だった医師が増え、医師の内部に「多職種」を増やし、前述の「経験の共有」を図ることが、多職種連携の推進に有効なのではなかろうか。

⑤医師の相互批判

医師の専門職自律（プロフェッショナル・オートノミー）を実現するためには、医師の相互批判・相互評価が重要である。「WMA（World Medical Association：世界医師会）医の国際倫理綱領」にも、「医師は、患者や同僚医師を誠実に扱い、倫理に反する医療を行ったり、能力に欠陥があったり、詐欺やごまかしを働いている医師を適切な機関に通報すべきである」という一節がある[9]。

筆者は、数ある専門職集団のなかで、医師だけが完璧な「自浄作用」を求められるべきだと考えているわけではない。すべての専門集団に専門職自律（プロフェッショナル・オートノミー）が必要だと考える。しかるに、依然として、医師間の相互批判が十分行われていないという指摘が後を絶たず[10]、実際、さまざまな場面でこれを実感することがある。

この要因の一つに、医師集団が均一的な集団であるということがあるのではないだろうか。均一的な集団においては、医師たちは同化傾向にあり、他の医師に対して批判的なまなざしを持つこと自体が難しく、相互の議論や批判の可能性がますます失われると考えられる。さまざまな経験を内包する、多様性のある集団であればこそ、健全な相互批判が可能となるのではないだろうか。

(2) 医師を志望する動機

昔から頻回に耳にする医師への紋切り調の批判に、「成績が良いから」、あるいは「偏差値が高いから」という理由だけで、本人が医学部への入学を希望したり、周囲が勧めたりするケースが多いというものがある。一方、この批判に対する解決策が提示されることは極めてまれである。この批判に対し、筆者は問い返したい。「それでは、17、18歳の高校3年生に関して、学業成績以外の一体何を見ますか？」と。

コミュニケーション能力を問うべきだというのだろうか。高校3年生時点のコミュニケーション能力だけでは判断が難しく、特に男子では、その後の大学生活や社会人経験で、コミュニケーション能力や社会性は劇的に変わる場合もある。

医師になりたいと考えた「動機」を問うべきだというのだろうか。本人、近親者、友人の闘病体験や、周囲の医療者への憧れなど、特別な場合を除けば、これ以降容易に変わるかもしれない高校3年生の「動機」をどれだけ重視すべきかは、甚だ疑問である。また、これらの動機は、本人がたまたま置かれた環境や親の意図が大きく関与し、本人の努力だけで得られるものではないという点にも注意が必要である。

赤津晴子氏によれば、氏が当時勤務していたスタンフォード大学では、学部教育時代のボランティアなど、本人が医師になるためにこれまでどのような努力を積み重ねてきたかを評価しているとのことである。[11] しかし、これも、医師養成機関のほぼ100％が医師養成大学院であり、受験生が学士である米国においてこそ有効な評価項目であって、医師への思いとどれだけ直結していたかという点で極めて不明確な、高校以前のボランティア経験などの重み付けには議論が必要であろう。

以上のように考えてみると、現在の日本で中心的に行われている、基本的に高校3年生の入学を前提とする6年制医学部の一般入学試験においては、学業成績を主な評価項目とすることは、少なくとも公平さや適切さという意味では、理に適っているのではなかろうか。もとより、筆者の知る範囲では、「成績が良いから」というきっかけで医師になった者のほうが他の動機で医師になった者よりも質が低いという十分な根拠も見いだせない。

しかし、もしも、「成績が良いから」という理由だけではなく、社会と直結するような強い動機や、医師になるためにその受験生がどのような中長期的な努力を積み重ねてきたのかを評価したいのならば、批判を繰り返すだけではなく、他学部を経たり、社会人経験を積んだりしてから医師を志望する、より成熟した人たちに、もっと目を向けるべきではなかろうか。また、どれだけ注意を払っても、入学試験のみでは予測が困難な面は残るので、もともと欧米のすべての学部でそうであるように、入学はやや多めに許可し、卒業は、相対評価や恣意的な評価ではなく、絶対評価によって厳しく判定し、学生の実力を中長期的かつ多面的に評価することも検討すべきではないだろうか。

(3) 学士編入学の短所

医師養成大学院の話をすると、「それでは、６年制の医学部のままで、学士編入学の枠を増やしたり、教育内容を改善したりすればいいのではありませんか？」という反論が出ることがある。しかし、医学部学士編入学には不都合な点がいくつかある。

第一に、18歳入学を想定したカリキュラムに、確実に22歳以上であり、少なくとも４年間の学部の学歴と、人によっては社会人経験さえも持つ学士を編入させる制度であるという点である。英国では、もともと学士を対象とする医学部入学制度への移行は、学習者主体の問題解決型学習（ＰＢＬ：Problem Based Learning）への動きを伴っていた。早期から、学士のみを対象とした問題解決型学習中心のカリキュラムを導入していたロンドン大学セントジョージ校医学部のプログラム・ディレクターであるマックローリー（McCrorie）教授も次のように述べている。

「もし、学士のコースが高校卒業者用のコースと大差なければ、成果も大差ないであろう。しかし、もし学士用のプログラムが、学士用にあつらえた特別仕様のものであり、学士の力強さ、動機、そして、経歴をふまえたものであるならば、効果が出るであろう」（杉原訳）

(If the course they undertake is little or no different from the school leaver course, in the end it would make little difference. However, if the graduate programme is tailormade specifically for graduates, and it builds upon their strengths, motivation, and prior learning, then it will make a difference.)[12]

日本では、学士編入学枠は、１００名を超える1学年のうち、５～20名のみである大学が多く、マイノリティとしてグループを形成し孤立する場合がある。しかし、この点も、学士特別仕様のプログラムでは改善される可能性がある。

第二に、既存の医学部、既存のカリキュラムのままでは、入学試験や教員抜擢の方法などの抜本的改革は難しいという点がある。たとえば、教授などの教員抜擢の方法について、以前から研究業績、特にインパクト・ファクター中心の評価である点が指摘されているが、一部の大学を除いては、大きな改善はみられておらず、まったく新たなシステムを作り、臨床や教育などもあわせた評価に切り替えるほうが、早いのではないかと思われる。入学者選抜の改善案に関しては、すでに述べたとおりである。

第三に、総合診療内科医、家庭医などの重要性が高まっており、これらの科には回り道医師が多いという話をよく聞くが、既存の医学部においては、これらの科がまだ存在しないか、寄付講座など一時的な講座である場合も少なくない。縦割りの臓器別診療科が中心の既存の大学では、学士が興味を持つ傾向にある全人的医療や多領域にわたる学際的な医学・医療の習得が困難である。

国内・国外を問わず、回り道医師か否かと診療科選択の関係はまだよく知られていないが、たとえばイスラエルの医学部1年生を対象に行った研究では、年長の医学生は家庭医療、産婦人科、血液・腫瘍学への志向があったという[13]。また、米国とギリシャの研究でも、年長者は家庭医療や総合診療内科を選ぶ傾向があると報告されている[14、15]。なお、最近日本で行われた研究では、年齢は総合診療内科の選択に有意に関与しているという結果は出なかったとのことである[16]。

4　医師養成大学院（メディカルスクール）が検討されてきた経緯と考察

(1) 世界の医師養成大学院（メディカルスクール）

本邦で医師養成大学院がどのように検討されてきたかを紹介する前に、世界の医師養成大学院の流れを俯瞰しておきたい。1972（昭和47）年、米国では前述のメイヨー・クリニックに初の医師養成大学院（医学校）が附設され、現在では米国の医師養成のほぼ100％が医師養成大学院で行われている。1990（平成2）年、オーストラリアで医師養成大学院が設立され、現在、医師養成機関の50％以上を占めている。続いて2000（平成12）年には、英国の2大学で学士用の医師養成プログラムが開始された。

2006（平成18）年には、韓国の41医学部のうち14医学部が医師養成大学院に完全に転換され、

13医学部に医師養成大学院が併設された。しかし、2010（平成22）年には、医師養成大学院5校のみを残し、他は医学部に戻された。韓国では、優秀な基礎医学研究者の育成を目的として、政府の財政支援と教員増員によるトップダウンで医師養成大学院が創設された。導入を機に医学教育カリキュラムが改善した点は良かったが、医学生の質の低下、高収入志向、理工系大学院からの頭脳の流出、もともと徴兵制もあることによる学生の高齢化などの課題点が明らかになった。この背景には、トップダウンによる指示に対する現場の消化不良や、内申書偏重という選抜方法の問題、そもそも研究医と臨床医のどちらを育成したかったのかという目的の不明確さがあったようだ[17]。

2007（平成19）年には、シンガポールにもDuke-シンガポール国立大学（Duke-NUS）メディカルスクールが設立した。政府の出資で、1学年25人から開始した。後述するが、筆者はこの少人数制のメディカルスクールを日本の医師養成大学院のモデルの一つと考えている。

(2) 日本における医師養成大学院（メディカルスクール）導入検討の経緯

日本においても、医師養成大学院の導入は断続的に検討されている。

まず、2005（平成17）年に文科省の中央教育審議会大学院部会で検討が開始された。翌2006年12月には、東京都が検討を開始し、2007～2009（平成21）年に有識者検討会が開催

国	学士枠の割合（%）
米国	100.0
英国	10.0
韓国	6.5
日本	**3.4**

表1　医学校1学年の学士枠の割合（2013年の杉原の調査による）

された。これとほぼ同時進行の形で、2007〜2008（平成20）年には四病院団体協議会メディカルスクール検討委員会が開催された。2016年現在の状況は不明確だが、これまで、聖路加看護大学、亀田総合病院、国際医療福祉大学、千葉県、神奈川県などが、直接的または間接的に一度は興味を示したことがある。

このように、医師養成大学院導入は本邦でもいくつかの大学や医療機関の興味の対象となっている。しかるに、検討会などが断続的に行われても、いつも頓挫し、「メディカルスクール構想」は、浮かんでは消える、という状態である。

表1に示すように、医学部学士編入学と医師養成大学院の両方を合わせた、医学校1学年における学士の入学枠は、米国100%、英国10%、韓国6・5%、日本3・4%と、日本では極端に少ない。そればかりか、医学部医学科学士編入学を実施している大学の中には、人数枠の拡少や中止を検討している大学も少なくないと聞いている。

まだ医師養成大学院が存在しない日本では、学士が医学部に入学する方法は、学士編入学か、1年次からの再入学だけであることは前述した通りだが、前者の人数枠が極端に少ないために、筆者のように一般入学試験を受験して、1年次から入学することを余儀なくされている学士は少なくない。このような背景もあり、大抵どこの医学部でも、1学年の約10％は学士で占められている。つまり、学士編入学の入学希望者が、入学可能な人数枠3・4％をはるかに上回るため、6年間在学する必要がまったくない学士が、それを強いられている。本稿では、医師の質や多様性の重要性に絞って論じたかったため、医療資源に関しては軽くしか触れないが、医師の産生の効率の悪さと、当事者の負担は少なくない。学士が1年次から医学部に入学した場合、筆者もそうであったが、教養の多くの単位を取る必要がないため、1年次に授業に出る必要があるのは、実質、週に丸1日くらいであった。なお、前述したように、英国では1997年から「入学者数を増やし、多様性を高め、医師養成の速度を上げて、予想される医師不足に対応するため」学士の入学枠拡充を検討しており、その割合も日本の医学部の学士率に近い10％と、極めて合理的であることに驚いた。

(3)日本において医師養成大学院（メディカルスクール）が導入されない理由

①法的限界

では、なぜ日本では医師養成大学院の導入が難しいのであろうか。

第一に挙げられるのが、法的な壁である。現在、日本の「医師法」上、医師国家試験は学校教育法に基づく「大学」を卒業した者しか受けられない。また、「大学院設置基準」において、医学博士課程については、「6年制の医学部を経る」ことが前提となっている。これに対して米国では、4年間の他学部を出た後、4年制の医師養成大学院を経て医師となり、さらにその延長線上で医学研究博士（Ph.D）を取得することができる。ただし、こうした法的な制約については、国家戦略特区で対応することが可能であるため、過去にいくつかの医療機関がこれに名乗りを挙げている。[18]

②4年制の「促成栽培」への懸念

4年制という「促成栽培」への懸念もしばしば指摘されるところである。たとえば、国立大学医学部長会議の教育制度・カリキュラムに関する小委員会「『メディカルスクール構想』ならびに『学士編入学制度』に関するアンケート調査結果」[19]では、次のような意見が報告されている。

「基礎・臨床系統教育には6年が必要である。医学の知識や情報量の飛躍的増加ゆえに、すでに過密になっている教育内容では、４年間で質の高い教育は困難である。これは学士編入学生の編入時学年が多くの場合2年次となってきていることからもわかることである」

確かに、学士医学生の学歴・職歴はさまざまであり、これらや個々人の能力によっても、４年間で十分な場合と不十分な場合とがあることは推測できるが、前述のように、学士は教養科目、英語、体育などは単位取得済みであり、この理由で少なくとも1年分は不要である。また、４年以上を要する学士医学生が存在するからといって、「基礎・臨床系統教育には6年が必要である」というのは論理が飛躍している。

繰り返し述べているように、学士に特化したプログラムにおいては、学士の学習効率は上がる可能性がある。また、教育の本質は、年数だけではないのであるから、その学生の学歴・職歴、および入学後の実力を総合的に判断して、５年間必要な学生は5年間の履修とし、逆に4年未満で良い学生は3年半などの措置も検討すべきではないかと考える。さらに、すでに述べたように、質を維持するためには、入学試験はやや甘く多めに入学を許可し、卒業は厳しくし、学生の実力を中長期的かつ多面的に評価することも検討すべきではないだろうか。

③回り道医師への批判

日本で医師養成大学院がなかなか導入されない、より本質的な理由として考えられるのは、学士医学生や回り道医師への批判的な意見である。先にも述べた通り、日本では、医学部学士編入学に関しても、消極的な見方があり、入学試験の方法やカリキュラムにかかわらず、このような年長の医学生や医師に対する批判的意見を確認しておく必要がある。

①学力、モチベーションについて

国内の27校の医学部の学生に関して調査した奈良信雄氏らは、医学部学士編入学者は、「医師国家試験の合格率が有意に低い」「1年、２年次はモチベーションが高くても、その後下がってしまう学生がいる」と報告している[20]。しかし、これらの「弱点」に関しては、奈良氏ら自身も、「現行の学士編入学制度またはカリキュラムの不適切さによるものかもしれない」としている。私見では、学力・モチベーション、そして、しばしば指摘される体力に関しては、ある程度は入学試験や面接で質のコントロールが可能なのではないかと考えている。より本質的な見方をするならば、改善されつつあるものの、依然として膨大な暗記を要する現行の国家試験のあり方自体への見直しも必要なのではなかろうか。

カリキュラムについては、前述したように、学士編入学でなく、「学士用にあつらえた特別仕

様」[21]のプログラムを持つ医師養成大学院を創ることで、学士医学生の能力が最大限に発揮され伸びる可能性がある。たとえば、現行の医学部のカリキュラムでは、1年次に教養、基礎医学、2年次に解剖学実習などが集中することもあり、学士医学生以外でも、モチベーションを失ってしまう学生は少なくない。より広い視野の下、本人なりに強い動機を持っていた学士医学生が、より大きな落胆、失望、不適応に見舞われても不思議ではない。低学年から学習者主体の問題解決型学習や臨床実習をふんだんに取り入れた、学士医学生用のプログラムの創設が望まれる。

2 学士は「楽な診療科を選択」するのか？

学士医学生・回り道医師は、「楽な診療科を選ぶ傾向にあるのではないか」というのもよく聞かれる懸念である。しかし、診療科選択に関しては、楽な診療科かどうかではなく、市民から求められているかどうか、その医師に適性があるのかどうか、中長期的なキャリアプランを熟考した上での診療科選択なのかなどが、それ以上に重要なのではなかろうか。また、前述のように、国内外を問わず、学士かどうかが医師の診療科選択に関与するのかしないのか、また、するとしたらどのように関与するのかについては、総合診療科や家庭医療科への志向が報告されているだけで、まだ十分な知見が得られていない[22]。

3どのような医師を育てたいのか

これに関連して、回り道医師の進路やキャリアに関しては、内科系が多く、外科医不足が解消されない、臨床医が多く、研究医が育たないといった批判も見られる。[23] しかし、現在の日本では、総合診療内科医の育成も重要であることは周知のことである。回り道医師への期待も理解はできるが、たくさんの課題を一度に解決するのは困難であり、各教育機関として、あるいは国全体として、どのような回り道医師を輩出したいのか、目的を明確にして、これに対する評価を行うべきである。

ちなみに、筆者が各国立大学医学部のホームページで調査したところ、2017（平成29）年度の学士編入学枠は27大学で合計198人であり、このうち、地域枠は最大31人（8校）であった。学士編入学の教育目的としては、研究が3校、研究と臨床が15校（うち3校が研究重視）、臨床・研究・教育が3校（1校は研究重視）、臨床・研究・教育・医療行政の4つが1校、明記のない大学が3校、要項非公開が2校であった。全体として、大学ごとに目的が多岐にわたっており、文が冗長で理解が困難であり、医学部一般入試の目的との違いがわかりにくい大学が多かった。

前述のように、韓国でも、政府が優秀な基礎医学研究者の育成を目的としていたのに対し、必ずしも現場ではそうではなく、目的が不明確だったことが、医師養成大学院の弱体化と激減の一因であった。日本でも、韓国のこの失敗から学び、どのような回り道医師をどのように育てたいかを多様な立場で議論する必要がある。私見では、もともと医学の魅力は臨床・研究・教育・医療行政の接点や各領域を横断し、行き来できるところにあり、特に視野が広く経験が多様な回り道医師においては、もはや臨床医か研究医かといった区別ではなく、総合的に見て社会にどれだけ貢献しているかで評価されるべきだと考える。

4 医師生命の短さ

医師生命、すなわち、医師としての実働年数が短く、「投資対効果」が低いのではないかという懸念もよく聞かれることである。[24、25] しかし、医師の評価は就業年数だけで断定されるべきものなのであろうか。臨床、基礎研究、臨床研究、医学教育、公衆衛生、医療政策の単領域のみならず、これらを横断する学際的な能力、対話力、リーダーシップ、周囲に与える影響力なども含めて、総合的に評価することが重要なのではないだろうか。とりわけ、日本ではまだ評価方法などがあいまいであるが、医学教育力や後輩の指導力が高い医師は、本人の実働年数だけでなく、次世代の医師の実働年数にも大きく寄与しているのだから、今後は、このような観点からの評価も重要である。

5 学士医学生・回り道医師への先入観・偏見

筆者はまた、学士医学生・回り道医師に対する先入観や偏見も背景にあるのではないかと考えている。たとえば、前述の奈良信雄氏らの論文[26]の考察では、学士入学者の診療科選択に関して次のように述べられている。

「学士入学者は、通常一般入学者よりも年長である。年長者は、内科に比べて体力を必要とする外科は好まない」

（The graduates are usually older than non-GEP. The older students do not prefer surgery that requires physical strength, as compared to internal medicine.）

診療科選択に関しては、データが併記されていないので詳細は不明だが、年長者が外科を好まない傾向にあるかどうかは統計学的に確認が必要であるし、仮にそうだとしても、体力が理由とは限らないのではなかろうか。ちなみに、筆者の周囲では外科系にも興味のある学士は少なくないが、体力よりも、むしろ必要年限が選択に際して障壁となることが多いようだ。

このように、学士を経た医師に関しては、推測が語られることも多く、先入観や偏見を招く誘因となっているのではないだろうか。また、私見では、身近に学士出身の印象の悪い医学生や医師がいると、n＝1であってもその人の学士医学生・医師全般への見方に大きな影響を与えてしまうように思われる。小宮義璋氏も次のように述べている。

「学士編入学の導入にあたってこれに反対する意見の大部分は、自分のクラスに他大学を卒業した同級生がいて、その印象がよくなかったということに由来する[27]」

年長者であること、また、学歴や職歴に対する期待も大きく、良い印象よりも、悪い印象のほうが強く残りがちである周囲の気持ちもある程度理解はでき、印象や感想から学べることもあろうが、本来医師は、エビデンスやエビデンスレベルを大切にする集団なのだから、なるべく客観的な事実やデータに基づいて評価する、感想や推測はなるべくその旨明記するなどし、両者を明確に区別することが、建設的な議論につながると考える。

6 情報不足

回り道医師へのこれらの批判の背景にあるのは、情報不足であろう。前述した検討会などでも、医学部学士編入学制度の「効果に関するデータ」がまだ存在しないことが、医師養成大学院の検討の阻害要因になっている[24]。回り道医師の上級医にとっては、その上級医自身も回り道医師である場合を除けば、この情報不足や立場の違いから、単にどのように扱ってよいかわからない、という困難さもあるだろう。

確かに、医学部学士編入学者や、一般入試で入学した回り道医師も含めた進路などの調査研究は、まだ決して十分とは言えず、今後行う必要がある。筆者も、早稲田大学出身の医師・歯科医師・看護師・薬剤師から成る稲門医師会[28]会員の進路などの調査に着手したところである。

しかし、何度か述べたように、「学士用にあつらえた特別仕様」の医師養成大学院における回り道医師の教育効果は、高校卒業者用の医学部を間借りした学士編入学や1年次からの再受験の教育効果とは異なることが予想される。では、どうしたらよいのだろうか。

5 未来に向けて

ここまで述べたように、医学部学士編入学経験者やその他の回り道医師の進路などの調査は必要であるが、一方、学士に特化した医師養成大学院の教育の成果は、それらの結果とは異なる可能性がある。そこで、筆者は、まず、国内に少なくとも1校は、Duke-シンガポール国立大学（Duke-NUS）メディカルスクールのように、1学年25人前後のパイロット校を導入し、同校で教育効果の研究を行い、様子を見ながら定員や施設数を増やす方法が良いのではないかと考える。

筆者は、米国のようにすぐに100％の医学部を医師養成大学院にすべきであると考えているわけではない。しかし、日本の現在の医療・介護・福祉界に風穴を開けるために、少なくとも一つは近い将来本邦に創設し、評価を行う必要があると考える。

100％の医学部をすぐに医師養成大学院にすべきではない理由は、医学部以外の大学が、米国と日本では異なるからである。つまり、倫理学、哲学、生物学などの教養科目を徹底的に学ぶ米国では、たとえば学部時代には一般論として倫理、人権、差別などについて多方面から学び、メディカルスクールで応用編として患者さんや御家族の権利について学ぶことになる。一方、日本では、特に教養科目の自由度が高まってから、古典的な教養科目を十分学ばずに大学が卒業できるようになってしまった。したがって、仮に医学部の100％を医師養成大学院にしても、倫理、人権、差別などの基礎がまったくないまま、医の倫理や患者の権利を付け焼刃的に学ぶことになる。また、米国と異なり、多くの大学で入学前に専攻を決めることになっているため、医学部での現状がそうであるように、不純な動機や薄い動機の下、よくわからずに専門を選んでしまっている学生も少なくない。このような理由で、当座は、最初の大学で教養科目も専門科目もきちんと学んだ学士を厳選して医師養成大学院パイロット校で教育するのが得策と思われる。

林篤裕氏らは、2004（平成16）年、「メディカルスクール構想」について、全国80の国公私立大学の医学部教員を対象とした全国調査を行った[29]。この結果、何らかの形でのメディカルスクールの導入に回答者の60％が賛成であり、このうち一番多かったのが、既存の医学部を「全面的にメディカルスクールに変更」する案、つまり、米国型メディカルスクールであった（**図2**）。一方、2009年に行われた医学部長会議によるアンケート調査では、メディカルスクールについては、条件付きを含めても賛成は8％のみだった（**表2**）。

サンプル数や時期の相違の影響もあったかもしれないが、この結果の相違の要因として考えられ

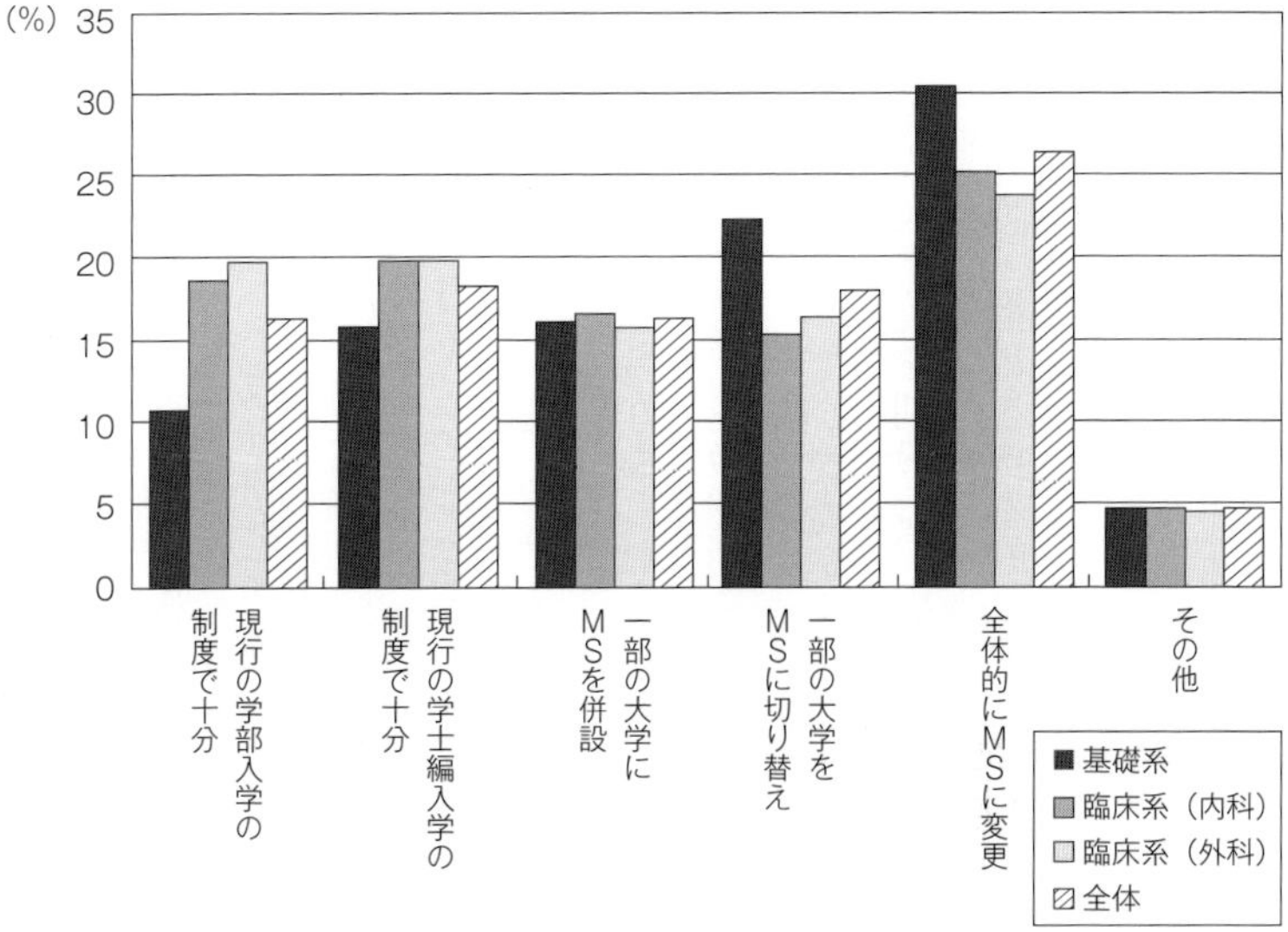

出典：林篤裕、他「メディカルスクール構想と入学者選抜方法」

図２　メディカルスクール構想に対する意識（専門分野別）

	林篤裕氏らの全国調査	医学部長会議
時期	2004年３～６月	2009年５～７月
回収数	3993	79
対象 全国の医学部	講師、準教授、教授	医学部長、学長
メディカルスクールに対して	何らかの形で60%が賛成	条件付を含めても８%が賛成

表２　アンケート結果の相違

るのは、医学部長会議の調査対象が医学部長、学長だったのに対し、林篤裕氏らの調査対象は講師、准教授、教授であり、上級医としてより現場に近く、直接学士医学生と触れ合う機会が多かったのではないかということである。

米国卒後医学教育認定評議会（ＡＣＧＭＥ：Accreditation Council for Graduate Medical Education）によれば、レジデントやフェローは、「自身、同僚、上級医、看護師などの他のスタッフ、患者さん（Self (resident or fellow)；Peer; Faculty; Other health professional（e.g. nurse）；Patient.）」という5つの立場による３６０度評価で評価されるべきである[30]。医学部長や学長の意見も重要かもしれないが、今後、学士医学生、回り道医師の評価や医師養成大学院パイロット校の学士医学生の評価を行う際は、本人、また、本人の臨床能力を直接知る人による３６０度評価を極力行っていきたいものである。そして、「これこそが医師の養成である」とアピールする医師養成大学院を創設し、広い視野の下、臨床、研究、その他の多領域を柔軟に行き来し、日本の医療・介護・福祉を抜本的に変える魅力ある医師を養成することが強く望まれる。

●参考文献

1）ＮＨＫスペシャル『驚異の小宇宙 人体Ⅰ』（１９８９年６～９月）
ＮＨＫスペシャル『驚異の小宇宙 人体Ⅱ 脳とこころ』（１９９３年10月～１９９４年３月）

NHKスペシャル『驚異の小宇宙 人体Ⅱ 遺伝子・DNA』（1990年5～8月）NHK「世紀を超えて」（1999年1月～2000年12月）

2）2012年11月11日（日）「医師養成大学院（メディカルスクール）を考える」第一回（東京大学本郷キャンパス医学部1号館3階講堂）

2013年2月9日シンポジウム「医師養成大学院（メディカルスクール）を考える」第二回（東京大学本郷キャンパス医学部1号館3階講堂）

2013年6月22日シンポジウム「医師養成大学院（メディカルスクール）を考える」第三回（飯田橋：研究社英語センタービル地下2階大会議室）

2014年3月5日シンポジウム「医師育成と医療の未来～医師養成の課題と医師養成大学院（メディカルスクール）構想～」（日比谷図書文化館・小ホール）

2014年12月6日シンポジウム「医師養成大学院（メディカルスクール）を考える」第四回（千代田区大手町日本ビル6階662号室）

3）メイヨー・クリニック（Mayo Clinic）HP http://www.mayo.edu/mms/

4）Carter YH and Peile E. Graduate entry medicine: high aspirations at birth. Clinical Medicine Vol 7 No 2 April 2007

5）Finucane P, Nicholas T, Prideaux D. The new medical curriculum at Flinders University, South Australia: from concept to reality. Med Teach 2001; 23: 76-9.

6）錦織宏、他「英国における医学部学士入学制度の動向」（「医学教育」第39巻・第6号2008年12月特集）

7）Common Program Requirement - acgme (http://www.acgme.org/Portals/0/PDFs/commonguide/IVA5e_EducationalProgram_ACGMECompetencies_Professionalism_Explanation.pdf, 2008年5月20日)

8）杉原正子「ほうとうムスメの医学部日記（3）—早期臨床体験①—」（「ゆすりか」2006・1・67号）

杉原正子「ほうとうムスメの医学部日記（4）—早期臨床体験②—」（「ゆすりか」2006・4・68号）

9）「WMA医の国際倫理綱領」（1949年10月初版、2006年10月修正、日本医師会ホームページ http://www.med.or.jp/wma/ethics.html）

10）細見博志「教育講座6　医療と倫理－これまでとこれから」（理学療法の可能性　第41回理学療法学術療法大会）
11）赤津晴子『続 アメリカの医学教育―スタンフォード大学病院レジデント日記』（１９９９年７月、日本評論社）
12）McCrorie P. Graduate students are more challenging, demanding, and questioning. BMJ 2002;325:676.
13）Halpern N et al. The effect of integration of non-cognitive parameters on medical students･ characteristics and their intended career choices. Isr Med Assoc J. 2011 Aug;13（8）:488-93.
14）Senf JH et al. Factors related to the choice of family medicine: a reassessment and literature review. J Am Board Fam Pract. 2003;16:502–12.
15）Mariolis A et al. General Practice as a career choice among undergraduate medical students in Greece. BMC Med Educ. 2007;7:15.
16）Ryuichi Kawamoto et al. Factors associated with the choice of general medicine as a career among Japanese medical students. Med Educ Online. 2016 May 11.
17）「医学専門大学院―医学部　転換日程表」（２０１１年、原文は韓国語）
18）小松秀樹「Vol.184 メディカル・スクール創設の提案」（２０１４年８月21日 MRIC by 医療ガバナンス学会）
19）国立大学医学部長会議 教育制度・カリキュラムに関する小委員会「『メディカルスクール構想』ならびに『学士編入学制度』に関するアンケート調査結果」（２００９年10月22日）
20）Nara N, Suzuki T and Nitta Y. The Present State and Problems of Graduate-Entry Programs（GEP）in National Medical Schools in Japan. J Med Dent Sci 2011‥58：23－27
21）12）参照
22）14、15）参照
23）20）参照
24）19）参照
25）20）参照
26）20）参照

27）小宮義璋「【医学教育の新しい展開】入学者選抜　学士編入学の現状と今後のあり方（解説／特集）」（「現代医療」34巻７号Page1551-1557, 2002. 07）
28）稲門医師会については、そのホームページで解説されている　http://square.umin.ac.jp/toumonishikai/index.html
29）林篤裕、他「メディカルスクール構想と入学者選抜方法」（医学教育2006, 37（5）：285～291）
30）AAMC "Development and Implementation of Multi-source Assessment Tools for ACGME Residents and Fellows" https://www.mededportal.org/publication/9839

【経歴】
杉原正子（すぎはら・まさこ）
独立行政法人国立病院機構久里浜医療センター精神科医師／慶應義塾大学医学部精神・神経科学教室助教（専修医）
桜蔭高等学校、早稲田大学教育学部数学科卒業。日本アイ・ビー・エム株式会社にてシステムズエンジニア（ＳＥ）として５年半勤務した後、退職して早稲田大学大学院教育学研究科国語教育修士課程修了。普連土学園高等学校非常勤講師、米国ハーバード大学大学院比較文学科留学（Special Student）を経て、東京大学大学院総合文化研究科言語情報科学専攻博士課程単位取得退学。２０１０年３月、山梨大学医学部卒業後、早稲田大学医療人類学研究所招聘研究員。11年４月、慶應義塾大学病院初期臨床研修医。13年４月、慶應義塾大学医学部精神・神経科学教室助教（専修医）。慶應の関連病院である国立成育医療研究センター、駒木野病院、足利赤十字病院、川崎市立川崎病院、東京海道病院を経て、15年４月より現職。

大学病院はあらゆる病床機能の指導センターとなれ

一般社団法人日本慢性期医療協会会長　武久洋三

1　医師国家試験を集団ボイコットした唯一の学年

私は1966（昭和41）年に医学部を卒業し、今年74歳になった。実はこの1966年という年は、いま思い出しても痛快な年というか、若人の熱気がほとばしった年でもある。安保闘争に惹起《じゃっき》された若い世代は、やがて安田講堂事件へと流れ込む一連の過程において、医学部教育改革戦争に身を投じていった。

結局、この年の卒業生たちは、正式には最後のインターン生ということになっていて、医師国家試験を集団ボイコットした唯一の学年でもある。その翌年から1969（昭和44）年にかけて足かけ3年くらいが、いわゆる青年医師連合（青医連）による既成の医学部教育制度に対する闘争の歴史であるが、この間の卒業生は素直に医局へ入局せず、地方の病院へ散らばり、いわゆる「セツルメント活動」として、地域医療を支えた。しかし、2～3年もすると時代は落ち着き、大学の医局へ戻る医師が多くなっていった。大学の医局は再び繁栄の一途を辿り、教授の権威は拡大していったのである。

かつてのインターン制度の研修は、大学病院だけでなく市中病院においても可能であり、地域医療の現場で患者やその家族、そして地域社会にもまれながら大らかに行われていた。こうした研修はいつも臨場感にあふれ、一人ひとりの医師のその後の人生に大きな影響を与えていった。

インターン制度がなくなってから約40年、２００４（平成16）年に新医師臨床研修制度が始まるまでの長い間、医学生は卒業後すぐに自分が専門としたい科目の医局に入った。その結果、臓器別専門医として自信をつけ、優秀な医師が育ったことはいいものの、なかには自分の専門以外の科目には見向きもせず、「自分の領域を守ることが専門医としてのステイタスだ」などと勘違いする者まで現れてきた。新医師臨床研修制度はそうした弊害から脱却するために生まれたとも言えよう。

しかし、この新医師臨床研修制度が始まった途端、それまでは卒業生のほとんどが大学の医局へ入局していたのに、臨床を目指す医師は先を競うように主要な市中病院へと散って行った。後期研修で大学に戻って来る医師が半分以下となってしまった医局もあって、大学教授は医局員の減少により派遣先病院への睨みも利かず、その権威はどんどん低下していった。

2　患者の大病院志向とフリーアクセス

新医師臨床研修制度が導入されたのは、あまりに専門分化した医師の考え方によって、無視されてきたニッチな領域の患者のことを憂えていた人たちが、政府のなかにいたからではないだろうか。医師たる者、まずは全身を診て、血液データを見て、画像を見て、総合的に患者の病気を診断する能力が何よりも必要である。しかし、患者はというと、「自分の症状は肝臓が悪いからだろう」と勝手に判断して、肝臓専門医を自ら選んで受診する。

日本国民は医療にとても敏感だ。「診療所は軽い病気だけに」と思っている人も多く、何かにつけて大学病院や有名病院の臓器別専門科を好む。いわゆるフリーアクセスという制度があるのは、世界では日本くらいである。多くの国では、初診を受けた総合診療医の診断のもと紹介状を持って、高度急性期病院を受診する。これが世界のスタンダードだ。

とはいえ、レベルが高いと思しき有名病院へ押し寄せる患者心理を笑うわけにはいかない。誰でも自由にどの医療機関でもかかることができるフリーアクセスは、私は貴重なものとして大事にすべきだと思っている。しかしその一方で、複数の疾病を抱える高齢者の爆増により、高齢者一人当たりの医療費を減らしていかなければ、医療費は倍々ゲームのように跳ね上がる。かくして、最近の医療の効率化、医療提供体制の改革という流れになっているわけだ。

20年以上前ならば、「医学博士号を取らなければ」と思う医師もたくさんいたが、いまやそんな考えを持った若い医師はほとんどいない。大学に残って研究したい医師は、必然的に論文を書くから博士号を取得するが、わざわざ博士号を取るためだけに大学の医局に所属し、研究する医師はごく少数である。専門医資格についても、臨床の場で「特別待遇してくれるわけでもない」ということで取得者は多くない。しかも、専門医資格を取る条件は「各専門学会に所属すること」であり、大学の医局にいる必要はない。このような環境において医師は大学へ戻らない。

業を煮やした大学側は、新しい専門医制度を「大学に長くいなければ受験できにくい」ように制度変更して半ば強引にスタートしようとしたが、日本医師会や病院団体からのクレームを受け、仕切り直しとなってしまった。

3 大学病院からの地域包括ケア病棟の届出

2014（平成26）年に病床機能報告制度（**図1**）が始まった。毎年10月に、それぞれの病院の各病棟の病床機能を自主的に報告する制度である。同年の報告結果は**図2**を見ればわかる通り、4つの病床機能のうち、「急性期」だと報告した病院が半数近くになっている。また、これに関連して、

○　**病床機能報告制度（平成26年度～）**
医療機関が、その有する病床において担っている医療機能の現状と今後の方向を選択し、病棟単位で、都道府県に報告する制度を設け、医療機関の自主的な取組みを進める。

○　**地域医療構想（ビジョン）の策定（平成27年度～）**
都道府県は、地域の医療需要の将来推計や報告された情報等を活用して。二次医療圏等ごとの各医療機能の将来の必要量を含め、その地域にふさわしいバランスのとれた医療機能の分化と連携を適切に推進するための地域医療のビジョンを策定し、医療計画に新たに盛り込み、さらなる機能分化を推進。

国は、都道府県における地域医療構想（ビジョン）の策定のためのガイドラインを策定する（平成26年度～）。

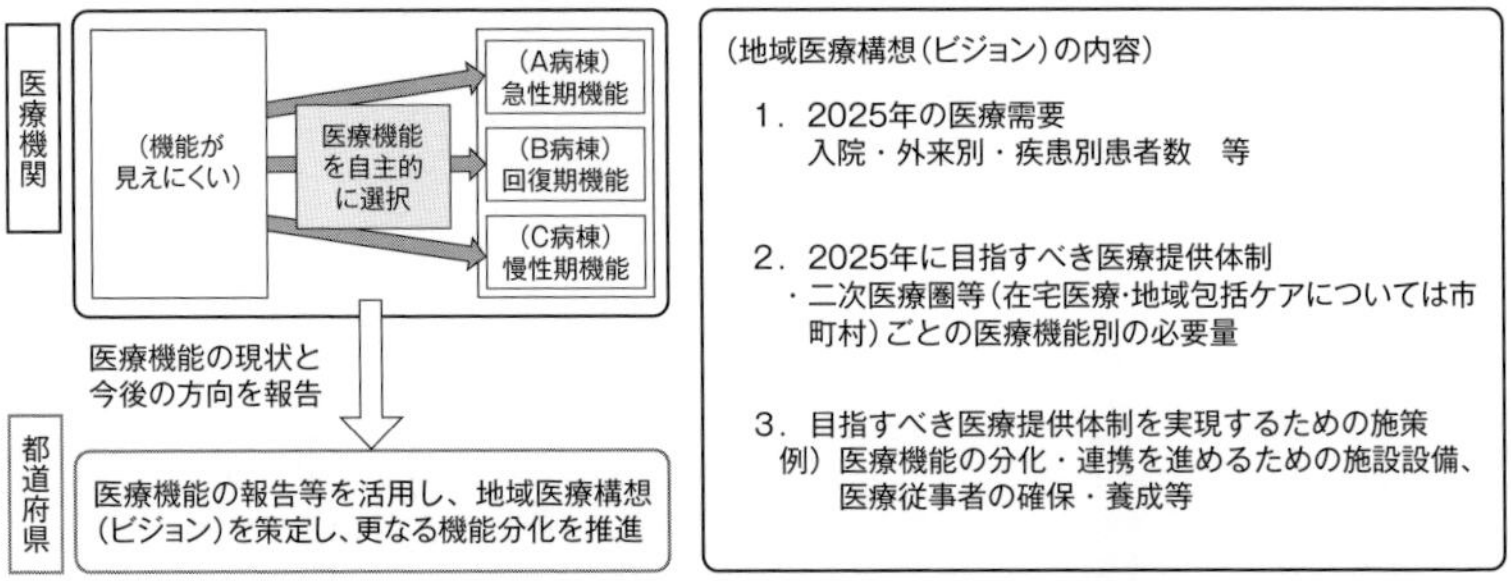

出典：厚生労働省資料より

図1　病床機能報告制度と地域医療構想（ビジョン）の策定

平成26年度病床機能報告制度における病床の機能区分の報告状況【平成26年度末まとめ】

○　**以下の集計は、平成27年５月28日時点でデータクリーニングが完了し、集計可能となった医療機関におけるデータを取りまとめた値である。**
・報告対象の病院7,406施設、有床診療所7,635施設のうち、平成27年3月31日までに病院7,301施設（98.6%）、有床診療所6,949施設（91.0%）が報告済み。【※前回速報値（第3報）の報告率は病院98.2%、有床診療所90.1%】
・このうち、3月31日時点で、全病棟の機能区分の選択が確定した病院7,806施設（95.7%）、有床診療所6,187施設（81.0%）のデータを集計。（休床中等の理由により4つの機能区分のいずれも選択していない病床（未選択）を含む）
【※前回速報値（第3報）の集計率は病院94.5%、有床診療所78.6%】
・集計対象施設における許可病床数合計は、1,261,126床。【※前回速報値（第3報）では1,247,363床】
（cf.医療施設調査（動態）における平成26年6月末時点の許可病床は一般999,657、療養339,983床、合計1,339,640床

《2014（平成26）年7月1日時点の病床の機能区分別の病床数（許可病床）》

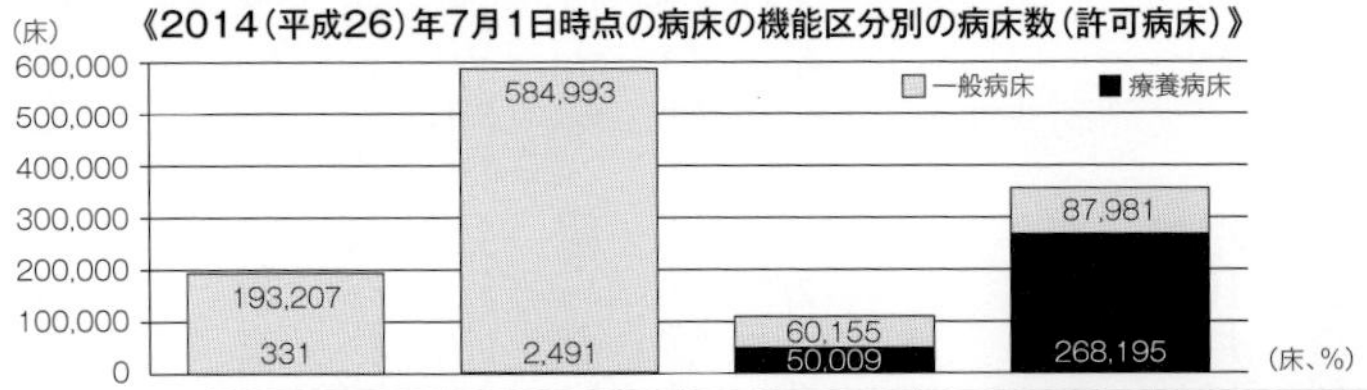

	高度急性期	急性期	回復期	慢性期	計
一般病床	193,207	584,993	60,155	87,981	926,336
療養病床	331	2,491	50,009	268,195	321,026
合計	193,538	587,454	110,164	356,176	1,247,362
構成比	15,5%	47.1%	8.8%	28.6%	100.0%
前回速報（H27.3.2時点）の構成比	15,5%	47.1%	8.9%	28.5%	100.0%

（注）集計対象1,261,126床のうち、現時点の病床の機能区分について未選択の病床が13,764床分あり、上表には含めていない。

出典：厚生労働省資料より

図2　2014年7月1日時点の病床の機能区分別の病床数（許可病床）

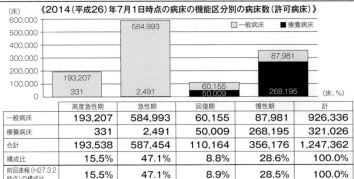

２０１５（平成27）年には政府の専門調査会が都道府県別に２０２５（平成37）年の必要病床数を病床機能別に試算し、公示した。県によっては現在の病床数を「２０００床～1万床近く削減せよ」という内容であったため大騒ぎとなった。

ある県では、将来的に必要とされる高度急性期の病床数がその県にある大学病院の病床数と変わらない。そうした場合、その大学病院は県内にある他の高度急性期病院にすべての面で勝っている必要がある。病床機能報告制度で報告する病床機能は、いまのところは自主申告であるが、いずれはレセプトデータを自動でスクリーニングして、一例一例どの病床機能のレセプトかが判断されるようになるだろう。ＩＣＴが進展するいまの時代なら当然の流れである。

そもそも医学部は47都道府県すべてに設置されている。しかし、衆参議院選挙で一票の格差が問題視されているのと同じように、人口が減少する地方の医学部の定員を減らし、人口の多い都会へ振り分ける必要性はますます強くなっていくだろう。人口が４県合わせても約３８８万人しかいない四国には４つの医学部があるが、約５５４万人の兵庫県には２つ、約６２０万人の千葉県にはこれまで千葉大学しかなかったのである。

２０１６（平成28）年６月24日付の『CB news』に驚くべき記事が掲載された。それは、全国の大学病院のうち、９つの病院から地域包括ケア病棟の届出があったというものである。２０１４

年度診療報酬改定で導入された地域包括ケア病棟は、「回復期」にあたるものとされており、厚生労働省は「広域急性期」ならざる「地域急性期」の病院は、この範疇に入るように数の上で示した。従来、大学病院は、臓器別専門医を強力に養成する場として、教授以下医局員全体で各医局の専門性を確立し、臨床と学問を融合させて全国の大学病院と競走しながら、そのレベルを上げるために必死になっている。私は「とうとう医療政策の影響が大学病院にまで及んできたか」と感無量であった。

4　医師は患者と共に苦しみ、患者と共に喜ばなければならない

２００９（平成21）年から始まった日本の人口の自然減は、２０２５年には死亡数が約１５４万人、出生数が約78万人で、実に約76万人にのぼると推計されている。さらに、２０４０（平成52）年には総人口が１億７２０万人となり、高齢者の数も減少に転じる。いまから35年後の２０５０（平成62）年には、恐ろしい人口構造になることは確定的な予測である。

「人口が減少し続ける国に発展はない」と言われている。35年後は、いま20歳の医学生は55歳、これから大学へと進もうという15歳は50歳になり、いずれも働き盛りを迎えている。彼らは近い将来、どのような医師となるのであろうか。

東大医学部が2018（平成30）年2月の入学試験から面接を復活させるらしい。とても良いことである。何よりも「患者のために職業意識に徹して医療を提供する」「できる限り迅速に患者を引き受け、正確な診断のもと正しい治療を行う」という精神がなければ、医師になってほしくはない。誠意を持って治療すれば、人間通ずるものが生まれるものだ。

考えてみると、医学部にいる6年間は基礎科目をすべて修得し、診療科のすべての学科の講義を受け、試験に通って、卒業試験をパスする。その後は総合的な医学的知識が要求される国家試験を受け、2年間の前期研修に臨む。つまり、合計8年間は総合診療医としての教育を受けていることになる。NHKのテレビ番組『総合診療医ドクターG』では、研修医が出演し、1つひとつの症状を解き明かしながら正しい診断へと向かっていく。こうした総合的な医学を学んでこそ、初めて優秀な医師が誕生するのだ。

後期研修の2年間も人によっては総合的な医学を学ぶ。そうであれば、10年間は総合診療医としての教育や修練を積んで、そこから専門医になるべく専門医局に入ることになる。しかるに30代前半くらいであれば、専門医の研修を始めてまだ数年ではないか。だのに彼らは専門医ぶりたがる。この環境を変えていくことが何より重要である。

これからの医学部教育には、特定の病気の知識を勉強している間に、実際にその病気にかかっている患者を直接診られるような柔軟なシステムが必要だろう。症状を学べる患者は、必ずしも大学病院にいるわけではない。医学生は市中病院に出かけ、どんどん患者と接するべきだ。「百聞は一見にしかず」とはまさにその通りで、こうしたシステムになれば、卒後20年ですばらしい総合診療医が生まれるはずだ。

私は、いまでも学生時代に接した患者を思い出すことがある。医師は患者と共に苦しみ、患者と共に病気からの回復を喜ばなければならない。患者の年齢にかかわらず、可能性を追求し、治せる病気は治療して必ず治すという意気込みを持った医師を育てるべきである。

5　急性期偏重の医学部教育に改革を！

病床機能が「高度急性期」「急性期」「回復期」「慢性期」にはっきりと大別されたなかで、大学は、ただただ急性期医療のためだけの教育をしていればよいのだろうか。すでに9つもの大学病院が地域包括ケア病棟を運営している。これからは大学病院に回復期リハビリテーション病棟や慢性期病棟をぜひ設置してほしい。

医師はそれぞれの考え方により、回復期や慢性期の病院で働くこともある。そうであれば、いつまでも急性期に偏った医学部教育をしていても意味がない。「急性期より慢性期のほうが難しい」

と言ったら、「そんなバカな!」という声がどんどん飛んでくるだろうが、内科系の場合、慢性期の患者は脆弱で合併症が多く、総合的に治療しなければならない特殊性があるため、医師には難しい能力が要求される。大学において、レベルの高い慢性期医療の教育を実施するべきである。

「専門医でなければ医師に非ず」といった専門医至上主義の風潮が続いてきたことこそが、日本の医療を世界のスタンダードから大きく外れさせた。それを素直に反省し、よりよい総合診療医を生み出すシステムを確立しなければならない。

しかし、現在の医療界のトップに立つ50~60代は、まさにそうした研修制度が一切なかった時代に医学部を卒業した。長い慣習のなかで育った彼らが、自らの殻を破り、教育改革を実行できるかは大きな疑問が残る。国民も「専門医がえらい」と信じきっている。

優秀な総合診療医の奥に臓器別専門医がいるという二重構造の医療になれば、将来増加が予測される医療費も効率化されていくだろう。それを実現させるためにも、大学の存在価値をますます高める必要がある。大学が日本の医療のあらゆる病床機能の指導センターとしての役割を果たしてくれることを期待している。

【経歴】

武久洋三（たけひさ・ようぞう）

一般社団法人日本慢性期医療協会会長

1942年生まれ。岐阜県立医科大学卒業。大阪大学医学部付属病院インターン終了。徳島大学大学院医学研究科卒（医学博士）、徳島大学第三内科を経て、現在、医療法人平成博愛会理事長、社会福祉法人平成記念会理事長等を務める。一般社団法人日本慢性期医療協会会長、厚生労働省社会保障審議会医療保険部会委員、介護保険部会委員、介護給付費分科会委員、医療介護総合確促進会議構成員、地域医療構想策定等に関するガイドライン検討会構成員、経済産業省次世代ヘルスケア産業協議会委員、日本病院会理事ほか歴任。

医学生を地域医療の現場へ連れ出そう

独立行政法人地域医療機能推進機構（ＪＣＨＯ）本部顧問／臨床研修病院群プロジェクト群星沖縄副センター長
徳田安春

1 詰め込み式教育による弊害

明治維新以後、第二次世界大戦の枠組みのなかで、日本はドイツ式の医学部教育を導入した。アメリカとの戦争に負けた日本は沖縄を米軍に献上し、ＧＨＱの司令に従う姿勢を繕いながらも、国内のあらゆる組織の内部は戦前の体制を維持することに成功した。

日本の医学部教育も同じようにして戦前の体制を維持することができている。しかし、皮肉にもその代償は大きい。教育カリキュラムの開発は不十分であり、教育のコアとなるべき内容にコンセンサスは欠如している。また、教育方式は伝統的な教室内の座学方式で一方向性である。

そのため、教授の興味のある分野では、世界最先端の知識が与えられるが、教授の研究テーマ外については自習を強制させられる。教授に対する挑戦的な質問は皆無であり、それをすれば留年のリスクがあることを医学生の皆が知っている。臨床実習は短く、週ごとに断片化されており、医療チームのメンバーになることはあり得ない。

日本の医学生には、医師になるためのプロフェッショナリズムを身に付ける機会が少ない。患者との出会いは世界標準からみて極端に遅く、医療チームの一員としての役割を持たされる機会もない。さらに、その必要性を自覚している医学生は、大学病院にはいない。加えて、医師になったあとの生涯学習の習慣を身に付けることの重要性についての意識も不十分である。一方で、医学知識の詰め込み式教育は加速しており、知識を記憶する毎日に情報過多となった医学生はモラルを喪失し、学習意欲を低下させている。「国試さえ通ればいい」とうそぶく医学生も多い。

教育カリキュラムに話を戻そう。日本の医学部教育では、教育の質評価はほとんど行われず、毎日の授業に対して評価がされない。教育デザイナーは存在するが、そのプロダクトは無視されていることが多い。教員に対する教育者養成プログラムは形骸化しており、教育現場に適用されることはほとんどない。

2 臨床実習を中心にした教育カリキュラムの重要性

戦後の日本が戦前の教育体制を必死に維持していたとき、朝鮮半島の医学部教育に歴史的改革が起きていた。韓国では、朝鮮戦争で大学医学部がほとんど壊滅したため、それまでの日本式（ドイツ式）の医学部教育を改革する機会が熟していた。

いわゆる「ミネソタプロジェクト」は、そのタイミングで行われた。ミネソタプロジェクトでは、Gault 医師をリーダーとする米国人教員が大挙、韓国を訪れて、ソウル国立大学などに数年間滞在し、医学部教育改革を行った。その教育精神は現代でも受け継がれている。学習者中心かつ実践的で、患者への全人医療を最優先とする教育である。卒前卒後教育の改革を成し遂げた韓国は今や、中東やアフリカなど世界へ医学部教育システムを輸出するようになっている。それは韓国版ミネソタプロジェクトと呼ばれている。

韓国での医学部教育改革後の１９６７（昭和42）年、Gault 医師は米軍統治下の沖縄に降り立った。沖縄の病院に医学部教育改革を施すためであった。地上戦で破壊され尽くした沖縄では、地域医療を再生させることが最大の課題であり、全人医療へのマインドと救急医療を含めたプライマリ・ケアを重視する医学部教育が展開された。沖縄のプログラムを模倣した本土の教育病院が、飯塚、亀田、手稲、舞鶴（その後の音羽）、堺（その後の北野）、浦安、水戸などにでき、研修先として人気を博すことになった。しかしながら、日本と韓国との決定的な違いは、このような医学部教育改革を大学とその附属病院が取り入れなかったことである。

日本の医学部教育に求められるのは、全人医療へのマインドと救急医療を含めたプライマリ・ケアの重視である。そのためには、カリキュラム開発を丁寧に行い、教育のコアとなるべき内容にコンセンサスを確立することが重要だ。

教育方式は教室内の座学方式を減らし、19世紀にオスラー先生がすでに述べられたように、医学生を教室から病院へ連れ出すべきである。しかも、連れ出す病院は、現在の日本の大学病院のような医学研究所ではあってはならない。フレッシュな救急医療とプライマリ・ケアが体験できる地域の市中病院や診療所が望ましい。座学式授業をやってもよいが、教授の興味のある分野のみならず、臨床医学に役立つ内容をカバーする必要がある。教授に対する質問は奨励されるべきだ。

臨床実習はできるだけ期間を長くして、医学部教育のプラットホームとなる総合診療部門を中心に行う。そこで、医学生が医療チームのメンバーになり、患者ケアの役割を担えば、医師になるためのプロフェッショナリズムを身に付ける機会を得るだろう。臨床実習にはロールモデルやメンターの役割を担う指導医の配置も欠かせない。

教育カリキュラムでは、教育の質評価を必須とする。毎日の授業に対するフィードバックを義務化して、教育デザイナーのプロダクトを現場に適用し、教員に対する教育者養成プログラムも義務化する。

3 これからの医学生に期待すること――「闘魂外来」の取り組みから

２０１０（平成22）年に筆者が茨城県水戸市で始めた「闘魂外来」は、医学生を主役にしたチーム医療による総合初診外来である（**図1**）。各チームには医学生、研修医、指導医が所属する。医学生の診療に同意した患者の初診診療について、医学生による医療面接と身体診察から始まる。そこでは、医学生は研修医と指導医による即時的なフィードバックを受ける。問診はもれなくチェックされ、身体診察、手技は指導医から直接示され、実際の所見がシェアされる。

医学生は鑑別診断と検査計画、治療計画についての意見を述べることが要求される。診療録の記録も行い、研修医と指導医が詳細にわたり内容を吟味してフィードバックする。そこで得た実践的な知識とスキルは医学生にとって一生忘れられない貴重なものとなる。

これまで１００回以上も闘魂外来を行った。受診した患者の満足度は総じて高い。患者は自身の健康問題に対して、医学生による真剣な医療面接と丁寧な診察を受けられ、研修医と指導医がチーム一丸となって、共感を持って診てくれるからだ。私の観察ではあるが、水戸時代に毎月参加していたある医学生は飛躍的に診療能力を向上させ、医師のプロフェッショナリズムを身に付けることができた。

多くの医学生は座学式授業と膨大な量の知識の記憶が課せられ、厳しい毎日を送っていると思う。

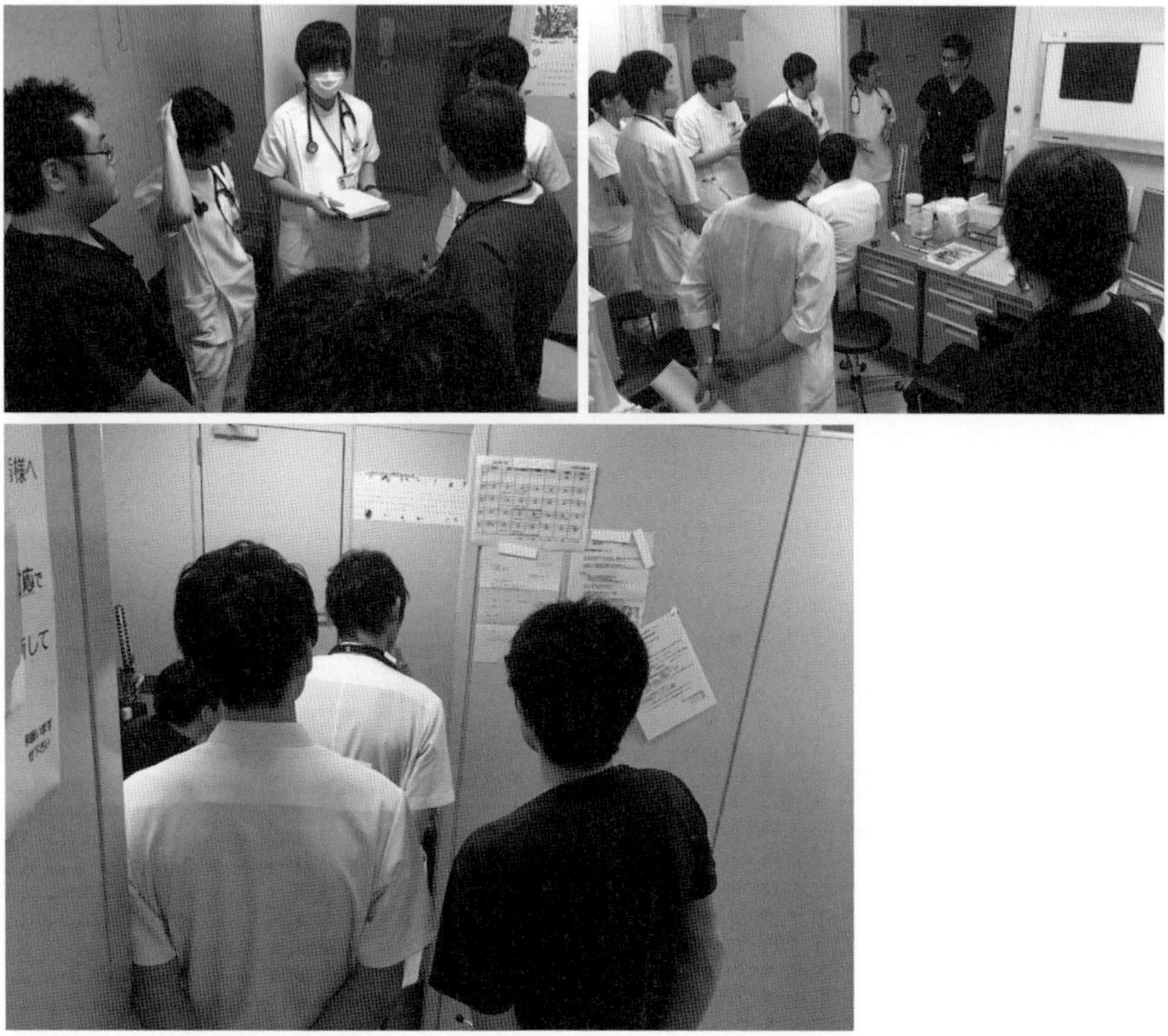

図 1　「闘魂外来」の風景

しかし、医師はプロフェショナリズムこそが重要であり、学生のときに感じた患者への共感を研修医や指導医になっても忘れないようにしてほしい。そして、勉強のために世界を見てくることが大切である。

世界とは、必ずしも国外でなくてもよい。沖縄の病院などで実施されている他流試合形式の研修は貴重な経験となるだろう。普段とはまったく異なる医療機関で研修を受けることによって、医師個人のイノベーションが起きやすくなる。

【経歴】

徳田安春（とくだ・やすはる）

独立行政法人地域医療機能推進機構（ＪＣＨＯ）本部顧問／臨床研修病院群プロジェクト群星沖縄副センター長

１９８８年、琉球大学医学部医学科卒業。沖縄県立中部病院、聖路加国際病院、筑波大学附属病院水戸地域医療教育センター総合診療科教授などを経て、独立行政法人地域医療機能推進機構（ＪＣＨＯ）本部顧問。２０１４年より臨床研修病院群プロジェクト群星沖縄副センター長（17年４月よりセンター長に就任予定）。その他の役職に、「闘魂外来」会長兼医長、筑波大学客員教授、総合診療医学教育研究所ＣＥＯがある。総合診療医。

第5章

特別インタビュー

「医学部教育イノベーション」

国際医療福祉大学副理事長 名誉学長

北島政樹氏

特別インタビュー

「医学部教育イノベーション」

国際医療福祉大学副理事長 名誉学長　**北島政樹**氏

医学部教育は変革期を迎えている。国際的な外科医として著名な北島政樹氏に医学部教育についてうかがった。グローバル時代に求められる医師の要件として「専門能力」「異文化適応性」「言語能力」「法令順守」の４つを挙げ、「医療プロフェッショナリズム」や「ディスラプティブ（破壊的）イノベーション」の歴史的意義を指摘された。さらに、国際化した医学部教育は未来を拓くと強調する。

（取材・後藤光世、小川陽子）

――医学部の新設が許可されましたが、ご感想をお聞かせください。

北島　既存の医学部教育にはいくつかの問題点があり、新しいコンセプトの医学部をつくらないといけません。Flexibility（柔軟性）を持って患者さん中心の医療プロフェッショナリズムや全人的な医療ができることが大切です。今までの医学部教育は片手間で放任主義的なところがあり、外科に行けば外科の先生が、内科に行けば内科の先生がそれぞれ別に教えていました。これでは、臨床実習開始前の共用試験であるＯＳＣＥ（Objective Structured Clinical Examination：客観的臨床能力試験）やＣＢＴ（Computer-based Testing：知識および問題解決能力を評価する客観試験）という新しい教育制度・システムにとても対応できません。

そこで新設される医学部には、医学教育の専門職の必要性から、医学教育統合センターを創り、専任の医師を2名置きました。医学部教育専任となると意識が大分変わってきまして、今までは消

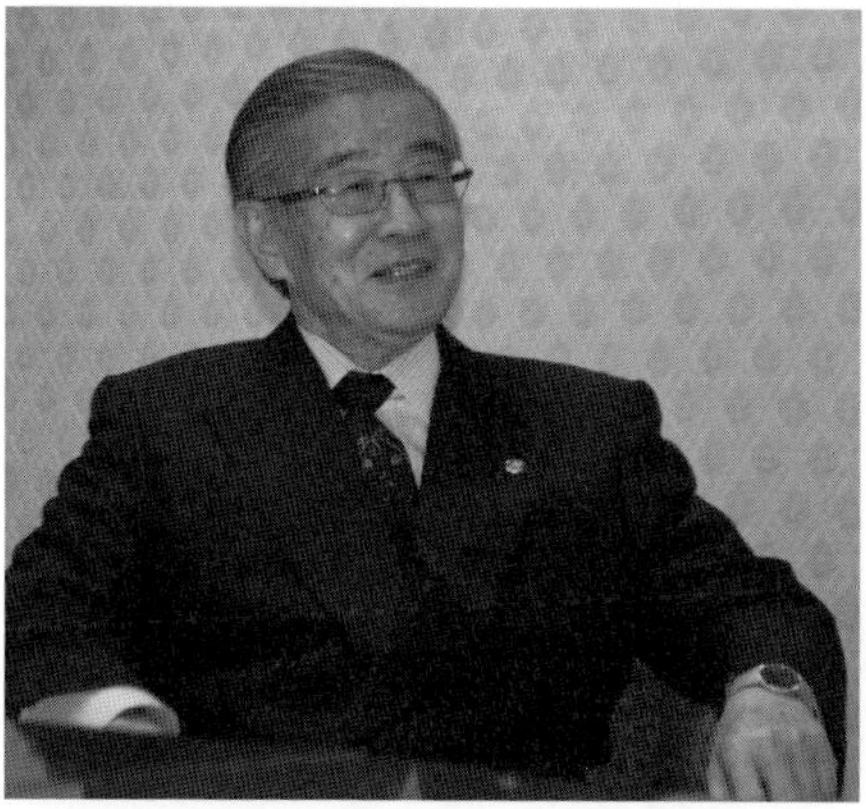

化器内科と消化器外科、放射線科で同じような講義をしていた無駄を省くことで、診断法などのカリキュラムを統合しました。また、医学教育統合センターができたことで、短期間に教育カリキュラムの改善や管理ができるようになっています。

私は前任の慶應義塾大学医学部時代、ハーバード大学やハワイ大学とjoint meeting（合同会議）を開いて、「医学教育はいかにあるべきか」というテーマで随分ジンポジウムを開催しました。本学に来てからは医学部をつくるということで勉強会に参加しまして、やはり医療プロフェッショナリズムを持ち合わ

せて、知識だけではなくて、Skills（技術）と「医の心」を兼ね備えた学生を育てる必要性を実感しました。これは今日の医学部設置にあたり我々が持っている共通コンセプトなのです。すなわち、Art（芸術）、Science（科学）に支えられ、さらにHumanity（慈恵の心）が必要なのです。

医療プロフェッショナリズムを基本理念として、医学部教育に取り組む姿勢が大切です。やはりアウトカムが大事であり、Outcome-based Medicine（成果に基づく医療）、そしてOutcome-based Education（成果に基づいた教育）を遂行していくべきです。

医学部教育では「医の心」を認識させる授業、いわゆる教養教育が非常に重要になってきます。この教養教育は、我々が学生のころはまだ医学を勉強していない1・2年生の時期に学んだのですが、4年、5年と医学の知識が増えてくるとその背景にある「医の心」がより大事になってきます。このため高学年でも教養教育を充実させていくことが必要だと考えているわけです。

――国家戦略特区事業として国際医療拠点地域にできる医学部ですが、その特徴はなんでしょうか。

北島　ＷＦＭＥ（World Federation for Medical Education：世界医学教育連盟）の医学教育の国際基準を最初に翻訳したのは、東京女子医科大学の吉岡俊正理事長だったと思います。それで、ＷＦＭＥの基準をクリアしないと医学部教育の国際化に対応できないということで、いろいろな大学が国際化に向けて取り組んでいます。これまでの日本は、クリニカル・プラクティスの臨床実習時間が短く、ＷＦＭＥの基準を超えたカリキュラム、準じたプログラムが整備されていませんでした。我々としても、当然、そういう基準に則って統合カリキュラムを構成しています。それと同時にアメリカで臨床をする場合、ＵＳＭＬＥ（United States Medical Licensing Examination：米国医師資格試験）のステップ1～3を段階的に受験する必要があります。一般に2年生になるとステップ1、4年生になるとステップ2を受けなければなりません。

本学におきましても、将来、2年生の時からＵＳＭＬＥの準備をして、5年生の時には受験を推奨できるようにカリキュラムを組んでいます。つまり、できるだけ多くの学生にＵＳＭＬＥを受けさせる努力をしています。本部の医科大学でここまでＵＳＭＬＥに特化して教育する大学は、ほとんどないと思うのですが、こういう授業内容を取り入れていくのが本学の特色でもあります。国際化を目指すということは、このような教育プログラムが必要なのだと思います。もちろん、1年生の後半から2年生は、すべて授業は英語で行う予定です。このような英語による授業の準備もしていますし、教える教員も英語で対応できないといけません。したがって、教員の採用にあたっては、教授クラスには英語で模擬授業を行ってもらって、審査員が英語能力を審査して教員として採用してきました。さらに医学においては、シミュレーション教育が重要であり、その充実のため、キャンパス内に5000㎡を超える規模の医学教育シミュレーションセンターを設置しました。

今回の医学部構想は、わが国の空の玄関口である千葉県成田市の国家戦略特区「国際医療学園都市構想」計画が始まりです。小泉純一郎首相の時代に特区構想がスタートし、成田を国際的な流通・経済センターにするために、規制緩和政策を打ち出しました。その1つが特区を利用した医学部新設だったのです。我々の構想は千葉県成田市の「国際医療学園都市構想」と一致したものであり、成田市と何度も何度も話し合いの場を持ちました。成田市議会あるいは一般市民の方々にも栃木県大田原市の本校へ見学に来ていただき、私自身も成田市議会・諮問会議へ参加していろいろと質問を受けました。成田市議会、市民の皆様に我々の構想を賛同していただき、今回、許可が下りたことで、非常に喜んでいます。

――一方で、医師不足が叫ばれていますが、その解消策との関係はどうなのでしょうか。

北島　ご存じのようにOECD（Organization for Economic Co-operation and Development：経済協力開発機構）諸国の人口10万人当たりの医師数は平均326人ですが、日本は236人しかいませんでした（2014年現在）。その上、私はよく指摘するのですが、日本と外国では基本的な医師数のカウント方法が違います。日本は医師免許を持っている人を医師としていますので、高齢で引退した方でも医師免許を持っていれば医師と数えます。アメリカは週20時間以上働いている方、つまり就業医師（professionally active physicians）の人口を数えています。

国は医師不足を解消するため、医学部定員を増やしました。そこで起きてきた問題は、学生の数は増えたものの、教育するスタッフや教育施設が十分に対応できていないことです。何年か前に某医科大学の写真が新聞に掲載され、学生が立って授業を受けているとの報道がありました。さらに、全国医学部長病院長会議では、教育指導力の不足により2年生でドロップアウトする学生が非常に増えているとの指摘もありました。医科大、医学部はこうした状況を改善する要望を全国医学部長病院長会議から受けています。

超高齢化時代において患者さんが増えているのと同時に病気の多様化もあって、医師の数は足りていないのが現状です。そして、医師も高齢化しますので、今後２０２５（平成37）～２０３５（平成47）年にかけて60歳以下の医師の減少が著明になってきます。医師が本当に足りなくなる時代が到来するのです。

――国際的な医師の育成を目指し、具体的にどのような教育が行われるのでしょうか。

北島　先ほど申し上げた通り、今までは片手間に行っていた医学部教育を、各大学がＣＢＴやＯＳ

ＣＥなどに基づいた質の高い教育に変えていくことで国際的な医師の育成が可能になるでしょう。

本学では医学教育統括センターを学長の指導下において、国際化の第1のステップとして外国人ならびに長く外国で教員・スタッフとして活躍してきた人材を専任教員として25名、兼担当教員として15名配置することで、医学部教育を充実させていきます。外国人のスタッフも随分配置しているので、国際化の第1のステップと考えております。それからＵＳＭＬＥを受験するための教育を入学直後から行い、1年生の後半と2年生には英語教育を実施します。また、6年生になると全員が外国で４週間以上実習を行うなど、国内外の医療を学ぶための研修プログラムや指導体制も検討しています（**図1**）。

グローバル化した時代に外国で活躍できる人材についてよく問われるのですが、私はいつも「４Ａ」と答えます。４Ａとは「専門能力（Ability in Specialty）」「異文化適応性（Adaptability to Cross Culture）」「言語能力（Ability in Language）」「法令順守（Abidance）」のことです。これらは私がハーバード大学医学大学院の関連医療機関であるＭＧＨ（Massachusetts General Hospital：マサチューセッツ総合病院）で学んだ経験からその重要性を認識しました。したがって、本学の学生にはこれらを教えていくつもりです。

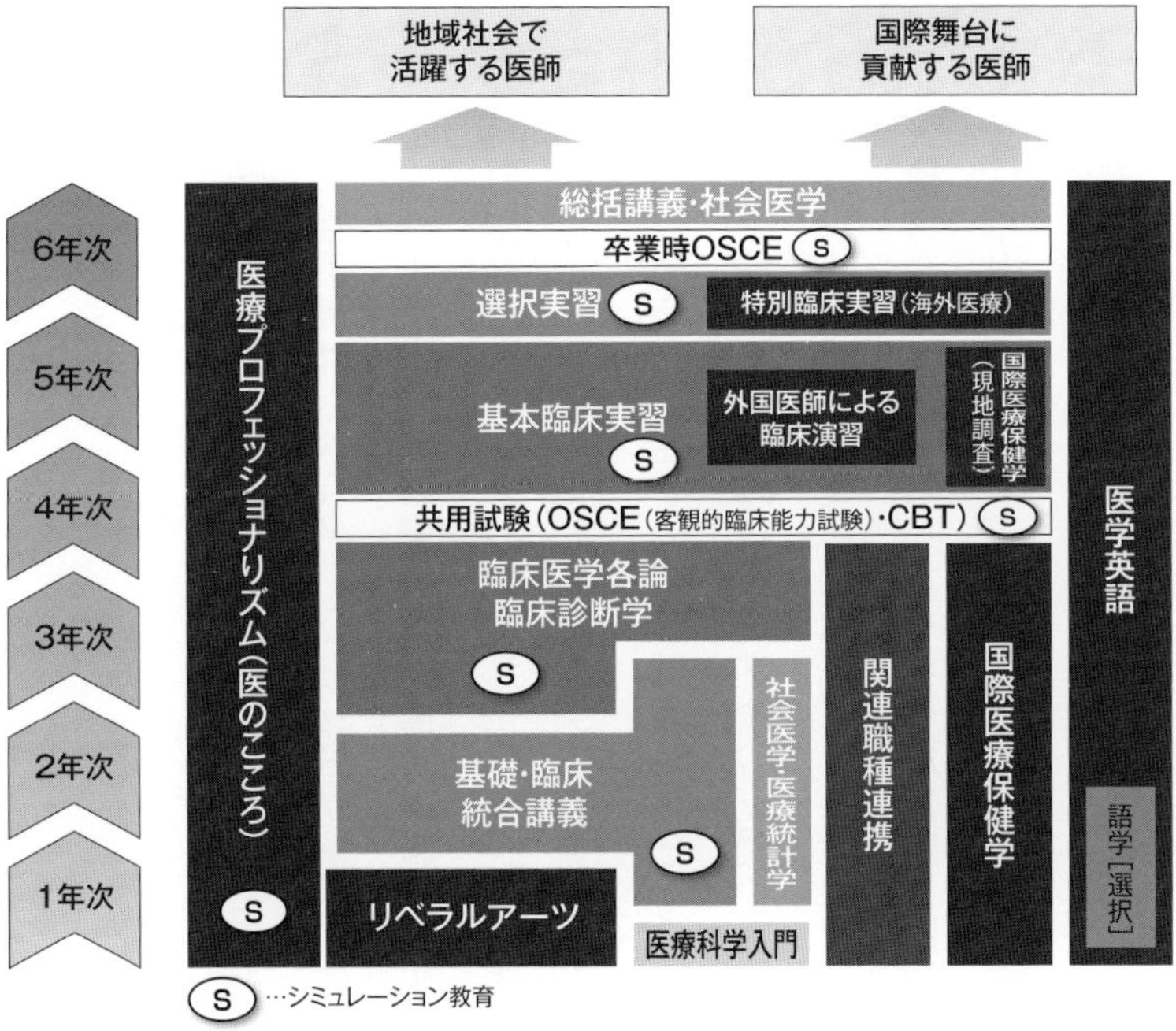

図１　国際医療福祉大学医学部カリキュラムマップ（全体概要）

――教員の確保についてはいかがですか。

北島　国際性豊かな医学部教育の実現のため、医系分野の専門知識と技術を兼ね備え、かつ臨床経験が豊富な人材を公募したところ、国内から約４００名、海外から約１５０名の計約５５０名から応募があり、本学に対する期待を感じています。国際医療福祉グループには多くの関連病院・施設があり、約８００名の医師が在籍しています。そのうち約１５０名は教職に関わった経験がある医師です。約５５０名から３０７名を選出しました。さらに、６４０床の医学部附属病院を新設するほか、「国際遠隔診断センター」や海外からの感染防止を担う「感染症国際研究センター」なども設置し、国際医療拠点に相応しい医師、スタッフを引き続き選考する予定です。

――留学生の募集状況、授業料について教えてください。

北島　入学定員は140名、うち20名が留学生になる予定です。東南アジアのミャンマー、ベトナム、モンゴルを中心に政府との折衝を重ねています。学問的に優秀で、医学を学ぶ意欲がある学生でなければならないため、高木邦格理事長が直接、訪問して面接試験をしています。20名の留学生は将来的に日本の国家試験に合格して、母国のリーダーになってほしいと思います。そのためにも日本語の授業を充実させ、国家試験対策を十分にしなければなりません。対応できるカリキュラムの作成を準備すると同時に、奨学金の支援や生活費の補助も検討しています。

ある統計によると授業料と偏差値には逆相関があり、高額な医学部ほど偏差値が低い傾向にあります。優秀な学生に入学してもらうために、授業料は私立大学医学部のなかで最も低額な6年間で1850万円に設定しました。さらに、特待奨学生制度や本学独自の奨学金制度など、さまざまな経済的支援を実施する計画です。

2016（平成28）年6月11日、東京都千代田区にあるホテルニューオータニで開催した医学部説明会には、受験生の父母、予備校生、地方の高校教師など、約７００名が参加しました。私は挨拶で、母校の創設者、福沢諭吉の書物『民間雑誌』に記載されている「奴雁《どがん》」の話をしましたが、参加者は耳を傾けてくれました。

雁の群れが空から舞い降りて田畑で餌をついばみ、羽根を休めているときに、ただ1羽だけ必ず、休まずに首を長くしてあたりを見回している雁がいます。そして危険が迫ってきたら、いち早く甲高い声をあげて、仲間にその危険を知らせます。この仲間を見守る役割を果たすのが、「奴雁」です。経験に基づく、先人の貴重な言葉には心に留めることが多く、チーム医療で患者の治療に臨む医療には奴雁的姿勢が必要であり、本学医学部の国際的な教育により、そのような人材を創出したいと切に望んでいます。

――国際医療人を目指す学生に何を期待しますか。

北島　私はＭＧＨへの留学経験を経て、国際人としての素養を身につけました。２００１（平成13）年にベルギーのブリュッセルで開催された万国外科学会創立１００周年の記念大会の際に行った『21世紀の外科』という講演がきっかけとなり、世界最高峰の医学雑誌『New England Journal of Medicine（ＮＥＪＭＮ）』から日本人として2人目の編集委員に抜擢され、２００２

（平成14）年から14年間その任を務めました（ＮＥＪＭは、２００年以上にわたる歴史を有し、世界で最も権威ある週刊総合医学雑誌の1つ。医学界のトップジャーナルとして、また情報提供の優れた媒体として、国内外の医師・研究者から高い評価を受けている。最高水準の科学研究が毎週発表され、ニュース番組や新聞紙上でいち早く記事が紹介されることも多く、掲載される医学研究論文は各種産業・株式市場といった多方面で強い影響を与え続けている＝日本国内版ＮＥＪＭ公式サイトより）。本学の学生が、臨床と研究成果をＮＥＪＭに掲載できるような人材になることを切に願っている次第です。

――万国外科学会「Kitajima Prize」の狙いはなんでしょうか。

北島　万国外科学会は、ノーベル医学生理学賞を受賞したスイスのテオドール・コッヘル教授によって１９０２（明治35）年に創設された世界最古の国際外科学会です。私の長年の国際的な実績と学会に対する貢献が高く評価され、フィンランドで開催された第45回万国外科学会では名誉会員に選ばれるとともに、世界の若手外科医の活動を奨励することを目的とした「Kitajima Prize」が創設されました。「Kitajima Prize」は、40歳以下の優秀な人に授与されますが、ぜひ、本医学部の卒業生が将来チャレンジし、国際人として認められ受賞してほしいと願っています。

また、私はタイのバンコクで開催された第46回万国外科学会の総会において、学会内で最大の裁決権を持ち、世界で3人のメンバーから構成される組織Court of honor（名誉会議）の1人に任命されました。１１０年もの歴史と伝統を持つ当学会において非常に重要な役職です。日本の外科分野における成果を発信していくのみならず、世界における外科分野でのリーダーシップが期待されているのだと考えています。

――医師を志望する学生にメッセージをいただけますか。

北島　国際化のコンセプトには、タイムスケジュールもファクターの1つとなります。本学は、既存の体制にとらわれず、臨床医の育成を最優先する新しい教育が可能なため、卒業した直後に地域医療へ貢献する選択肢もあると思います。一方、本学で国際人としての基本を身につけた学生が、さらに海外での勉学を経験し、より質の高い医療を日本へ持ち帰るという大きな可能性もあります。私は将来的に見て後者のほうが、何よりも国民、市民のためになると考えています。急いで医師を地域へ送り込むことが先決なのか、あるいは真の国際人として成長した医師が帰国し、地域医療に臨むまでのプロセスを教育のタイムスケジュールとするのか、地域貢献できる医師は、果たしてどちらなのかを問いたいと思っています。

医療福祉の職種は、自分で考えて自分で行動できる人間でなければなりません。そうした人たちが集まれば、どんな激動の時代にも対応できるでしょう。私が大事にしている先人の教えの1つに、福沢諭吉の「一身独立し、一国独立す」があります。折に触れ、学生にこの言葉を贈っています。

「一身独立し、一国独立す」

国と国とは同等なれども、国中の人民に独立の気力なきときは一国独立の権義を伸ぶること能（あた）わず。その次第三ヵ条あり。

第一条　独立の気力なき者は国を思うこと深切ならず。

第二条　内に居て独立の地位を得ざる者は、外にありて外国人に接するときもまた独立権義を伸ぶること能わず。

第三条　独立の気力なき者は人に依頼して悪事をなすことあり。

三ヵ条に言うところはみな、人民に独立の心なきより生ずる災害なり。今の世に生まれいやしくも愛国の意あらん者は、官私を問わずまず自己の独立を謀（はか）り、余力あらば他人の独立を助け成すべし。

（福沢諭吉著「学問のすすめ」より一部抜粋）

独立した個人とは、「私」ではなく「公」のための「個」の自立であり、国家を支えようと努力する独立した個人が揃ってくれれば、社会は繁栄し、国家は潤うと説いています。これは、学生時代のアクティブラーニングにも通ずるものであり、講義も一方通行ではなくて、自分で考えて、自分の意見を述べることが大切です。たとえ、誰でも知っているようなことであっても、自分が言葉にして発言しないと、それを知らないのだと誤解されます。私は留学中、これがアメリカ人の感覚なのだと学びました。帰国後、しばらくして「一身独立し、一国独立す」の言葉に触れ、それが、自身の留学経験そのものであることを知りました。

アメリカ留学中、ハーバード大学の教授から2つのことを教わりました。1つは「君は外科医だ。外科医なのだが、外科の技術はサイエンスに裏付けられたものでなければならない。ただ単に外科手技を学ぶのではなく、外科的に手術することがどういうことを意味するのかを、サイエンスで裏付けたうえで臨みなさい」、もう1つは「我々が行う医療は、外科の技術がすべてではない。医学、工学が融合することでさらに進んだ医療が成り立つのだ」ということです。これは、現在のロボット手術などにつながる教えです。前任地の慶應義塾大学病院でも、若い外科医たちに「麻酔をかけた無防備な患者にメスを入れることへの認識は、アート、サイエンスおよびヒューマニティーの基本が理解できていることが重要だ」と教えてきました。今後の医工産学連携の推進には、本学の教育を受けた医師の活躍を期待しています。医工産学連携の推進は成田市の活性化にも貢献することができます。また、本学においては医療福祉のシーズを持つＰＴ、ＯＴ、看護師などの専門職と、さまざまな医療連携の機会が生まれる可能性を秘めています。私は医学部教育にも「ディスラプティブ（破壊的）イノベーションが必要である」と皆さんに述べています。

医師になった以上は、国際的な活躍を期待しています。海外の学会へわざわざ出かけ、出席しただけで帰国するような医師にはしたくないと思っています。そこに、学問的知識や技術を共有し、「やあやあ」と肩をたたきあえる知人がいることが大切なのです。国際人の育成にどのような価値があるのかを見出すためには、未来に向けて今何をすべきかを考えれば、その答えに辿り着くはずです。国際化した医学部教育は未来を拓くと確信しています。

【経歴】

北島政樹（きたじま・まさき）

国際医療福祉大学副理事長　名誉学長

慶應義塾大学医学部卒業。ハーバード大学ＭＧＨ留学。元慶應義塾大学病院病院長、元慶應義塾大学医学部医学部長。第１００回日本外科学会会長、第42回万国外科学会会長、国際消化器外科学会会長、日本内視鏡外科学会理事長などを歴任。万国外科学会・米国・英国王立・ドイツ・イタリア・ポーランド・ハンガリー外科学会等名誉会員。19・20・21期日本学術会議会員、欧州科学アカデミー会員。また、世界最高峰の医学雑誌『New England Journal of Medicine』の編集委員を務めるなど、国内外で活躍。ハンガリー・センメルワイス大学名誉医学博士、ポーランド・ヴロツワフ医科大学名誉医学博士。２００９年7月、国際医療福祉大学の学長に就任し、大学の発展に尽力。16年3月末をもって退任、学校法人国際医療福祉大学副理事長、国際医療福祉大学名誉学長となる。

第6章

公開シンポジウム（2015［平成27］年12月5日）

「新時代の医学教育を考える」

講師：名古屋大学大学院医学系研究科教授 **伴信太郎**氏
東京医科歯科大学医学部特命教授 **奈良信雄**氏
国際医療福祉大学総長 **矢﨑義雄**氏
東京医科大学名誉教授 元学長 **伊東　洋**氏

司会：日本医学ジャーナリスト協会副会長 **松井宏夫**

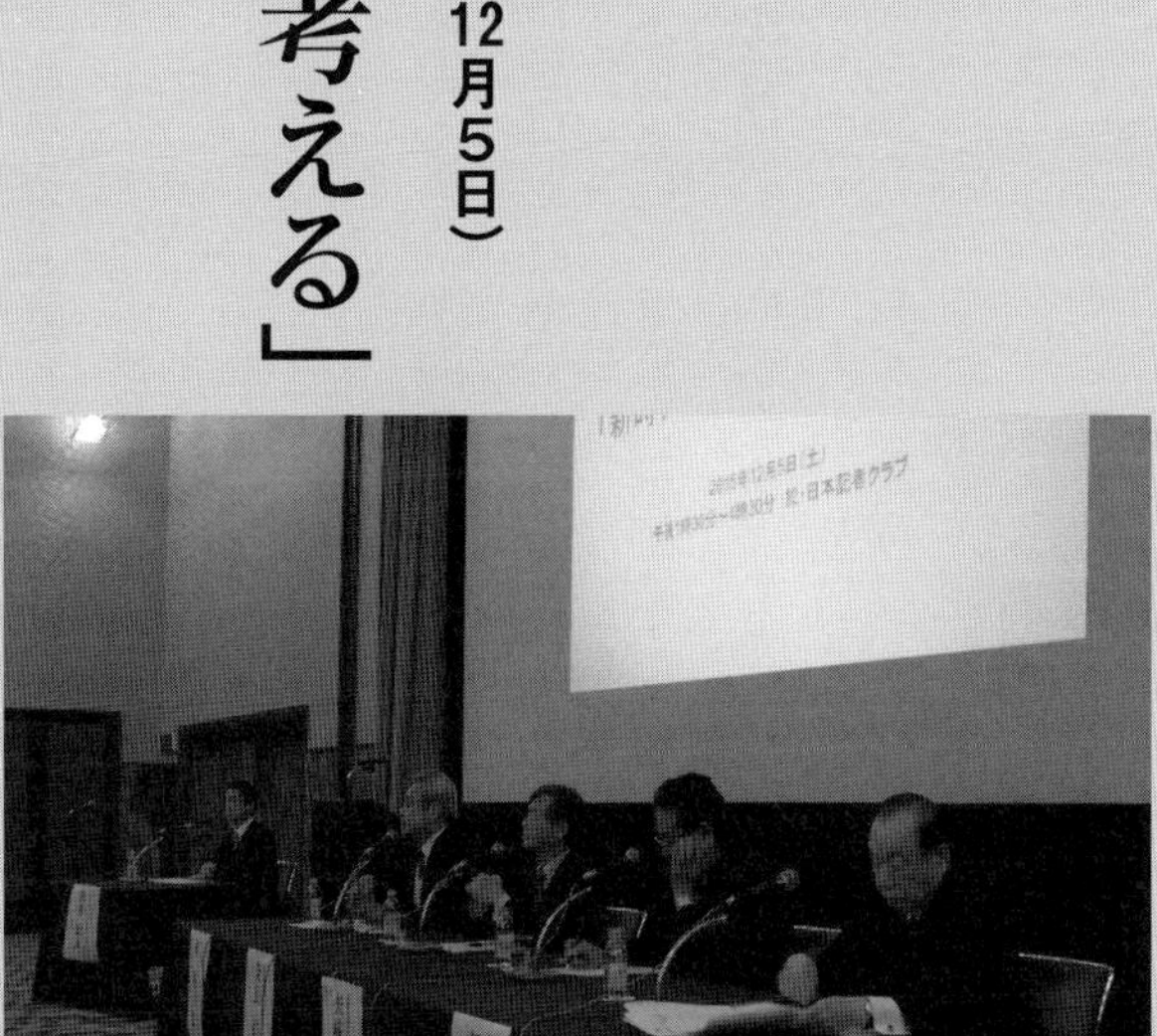

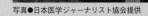

写真●日本医学ジャーナリスト協会提供

公開シンポジウム

「新時代の医学教育を考える」

講　師：名古屋大学大学院医学系研究科教授　**伴信太郎**氏
東京医科歯科大学医学部特命教授　**奈良信雄**氏
国際医療福祉大学総長　**矢﨑義雄**氏
東京医科大学名誉教授 元学長　**伊東　洋**氏
司　会：日本医学ジャーナリスト協会副会長　**松井宏夫**

２０１５（平成27）年12月５日、東京都千代田区にある日本記者クラブにおいて、日本医学ジャーナリスト協会主催の公開シンポジウム「新時代の医学教育を考える」が開催された。当日はジャーナリストなど１００人以上が参加し、会場には医師も多く見受けられた。

日本医学ジャーナリスト協会の水巻中正会長による冒頭のあいさつ、４人の講師による講演、講演後に行われたパネルディスカッション（会場の参加者からの質問）の内容をまとめた。

（取材・小川陽子）

《あいさつ》

日本医学ジャーナリスト協会会長　水巻中正

医学教育は変革期に差しかかっている。東日本大震災で被災した宮城県仙台市に、37年ぶりに新しい医学部が誕生し、千葉県成田市においては、国際的な医療人を育成する医学部が新設されることになった。仙台市の実施主体である東北薬科大学（２０１６［平成28］年の医学部開設により東北医科薬科大学に改称）は、定員１００名のうち地域枠を55名とする画期的な試みにより、地域医療を支える総合診療医の育成を目指している。

一方、成田市の国際医療福祉大学は最高水準の国際医学部を創設する。その背景には２０１０（平成22）年９月に、アメリカで医業を行う資格を審査するＥＣＦＭＧ（Educational Commission for Foreign Medical Graduates）が出した通告がある。同通告では、２０２３（平成35）年以降は国際基準で認定を受けた医学部の出身者にしかＥＣＦＭＧ申請資格を認めないとしており、これはグローバル化に対応し、国際的に通用する医師の養成制度を確立すべしとの警告とも捉えられる。

そこで、医学教育を評価する日本医学教育評価機構（ＪＡＣＭＥ：Japan Accreditation Council for Medical Education）が２０１５（平成27）年12月１日に発足し、理事長に日本医学会会長の高久史麿氏が就任した。同機構では、国際的な観点から日本の医学教育の質を保証する。また、医療事故、医師の不祥事などについても、いまこそ医学教育の原点である医の倫理を問い直す必要があるだろう。

本シンポジウムでは、医学教育の専門家、医療現場のリーダーであるパネリストの先生方に、今後の医学教育のあり方、方向性について活発な議論をしていただく。会場からの意見交換も求めたい。

《講演1》

日本の医学教育に求められているもの 地域医療への貢献と国際医療人の育成

名古屋大学大学院医学系研究科教授　伴信太郎氏

日本の医学教育の現状

私は医学部卒業後、日本で1年間の臨床研修を受け、その後、アメリカで専門医研修を終えた。

専門は総合診療医である。市中病院で卒後教育、私立と国立の医科大学で卒前後教育に携わり、現在は、総合診療医学講座の運営にかかわる一方で、岐阜県中津川市の寄附講座「地域総合医療ケアシステム開発講座」を開設し、地域医療・ケアの構築にも取り組んでいる。

日本の医学教育は、「卒前」「卒後」「生涯教育」と大きく3つに分かれており、医学生は卒前教育を終えたあと、医師国家試験に合格して医師免許を取得する。卒後教育では2年間の臨床研修が必修で、その後、専門医研修に入る。専門医研修は領域により年数が異なるが、3～5年の研修を経て認定を受けたのち、生涯教育で専門医としての臨床能力を維持させていく。しかし、地域で診療する医師の生涯教育まで大学がかかわりきれていないのが現状である。また、すべての大学では、重要な使命として研究者の育成に古くから取り組んでいる。

日本には、医学教育をサポートする多数の団体がある。医療系大学間共用試験実施評価機構では臨床実習に入る医学生の臨床能力の担保、医学教育振興財団では卒前を中心とした教育振興のサポートをしている。卒後臨床関連では、医療研修推進財団、卒後臨床研修評価機構がある。２０１４（平成26）年には各専門医学会を束ねる日本専門医機構が発足した。各専門医学会および日本医学会では基礎医学、社会医学の領域で研究者の育成をサポートしている。また、一般に地域で診療をしている医師の生涯教育を担当しているのは、各地域の医師会を束ねる日本医師会である。

私が理事長を務めている日本医学教育学会は、1969（昭和44）年に創立した。医学教育全体を俯瞰して見ている立場にあり、日本の医学教育の重要性を医学関係者だけではなく、広く国民にアピールする活動をしている。「教育（＝Education）」とは、学習者の「能力・性能（＝educe）」を引き出す営みである。すべての組織の発展は人づくりからであるという視点に立ち、教育の重要性を発信している。

日本の卒前教育は世界的に見てもメジャーなシステムであり、6年間の教育はコア・カリキュラム（全体の3分の2）と選択カリキュラム（全体の3分の1）に分かれている。コア・カリキュラムは3つの教育で構成されており、その1つにプロフェショナルリズム教育がある。プロフェショナルリズム教育では、倫理的な態度、取り組み方、知性、価値観など「医師としてどうあるべきか」を教えている。

臨床実習前のすべてのカリキュラムを終えた者は、共用試験ＣＢＴ（Computer Based Training）と客観的臨床能力試験ＯＳＣＥ（Objective Structured Clinical Examination）を受ける。ＣＢＴは、臨床実習に進むにあたって必要不可欠な医学的知識を問う試験で、従来の講座・学科目単位の試験では困難であった「基礎と臨床を有機的に統合して理解しているか」を評価することに主眼をおいている。ＯＳＣＥは、模擬患者が参画するシュミレーションテストである。

私は、両試験に合格した者だけが臨床実習に臨めるというシステムになっていることを、国民に広く周知させたい。

日本の医学部では、全国どこでも同じ医学教育を行っていた時代があった。しかし、現在では、各大学それぞれのミッションや目指す方向性によって独自の教育体制を構築し、選択カリキュラムを提供しつつある。

求められる医学教育とは

シンポジウムのテーマである「新時代の医学教育を考える」上では、どのような選択カリキュラムを採用するかが最も重要なテーマになるだろう。医学部新設についても、よほど特徴のある教育を行わなければ、まったく意味がない。

日本は急速な高齢化に直面しており、地域で求められるヘルスケアシステムをどのように構築していくのかという大きな問題を抱えている。高齢者が住み慣れた土地で、安心して生活を続けられるよう、保健、医療、福祉、介護、生活支援の連携体制の構築が急務である。

しかし、医療には、さまざまな臨床科があり、各臨床科のなかでもさらに専門が細分化されている。専門医の守備範囲は狭く、現場が成り立たない状況に陥っている。これまでは、パッチワーク的に補って地域医療を確保してきたが、地域における医師不足、医療の高度専門化により、地域医療にアンバランスが生じている。これは、社会のニーズに医学部教育が応えられていないということだ。

私は2014年3月5日付の読売新聞「論点」において、「医療を変える2つの道」を提案した。1つは、新設の医学部には、徹底的に地域を志向する医学部として特徴を持たせ、地域のヘルスケアシステムの構築に貢献できる教育を行うことである。そのためには、①地域の医療に興味・目標を持つ学生を入学させる、②地元出身者を入学させる、③卒前に当該地域で実習する、④卒後に当該地域で研修する――ことが重要である。地域医療の第一線で診療に従事している医師を教育者として登用し、すべて地域で行う地域特化型の医学教育カリキュラムによって、現場での診療のやりがいや喜びを伝えていけば、医学生が地域医療を志すようになるに違いない。

そして、もう1つの道は、徹底的に世界に通用する医師の養成を目指すことである。日本の医学教育も「ガラパゴス化」しており、世界標準に届いていない面がある。臨床研修前の教育はすべて英語にし、研修の多くも海外で行うような教育課程を導入する。世界レベルの医師をどんどん輩出するには、こうした医学教育が必要だ。

この2つの提案に、両極端なイメージを持つかもしれない。しかし、これこそが「トランスプロフェッショナル・リテラシー」を備える人材育成である。トランスプロフェショナルとは、専門的な領域だけに閉じこもるのではなく、領域を横断してお互いのコミュニケーション・ギャップをできる限り少なくし、連携・協力しながら創造的に仕事をすることである。このような人材育成を意識しながら、国際的な医療人を地域で育てていくことが、日本だけでなく、世界でも求められている。

《講演2》
医学教育の2023年問題と国際基準教育の質を保証し継続的な改良が必要

東京医科歯科大学医学部特命教授　奈良信雄氏

医学部教育を評価する明確な基準が必要

2002（平成14）年の学校教育法改正に伴い、2004（平成16）年度以降、わが国の大学は、文部科学大臣の認証を受けた評価機関による評価を7年以内の周期で受けることが義務化された

（認証評価制度）。文部科学大臣の認証を受けた評価機関には、大学基準協会（ＪＵＡＡ）、大学評価・学位授与機構（ＮＩＡＤ－ＵＥ）、高等教育評価機構（ＪＩＨＥＥ）の３つがある。さらに、日本技術者教育認定機構（ＪＡＢＥＥ）、法科大学院認証評価・薬学教育評価機構（ＪＡＢＰＥ）では、それぞれの分野における教育評価を実施している。

これまで、国民の健康を守るという使命を持つ医学分野では、大学ごとにカリキュラムが決められ、医学教育の質を担保する明確な基準と評価システムがなかった。各大学における医学教育が、ミッションを達成するのに適したプログラムで行われ、成果を得ているかどうかの評価を受けることが重要である。

日本医学教育評価機構（JACME）の発足

日本医学教育評価機構（ＪＡＣＭＥ）が２０１５年12月に立ち上がった背景には、ＥＣＦＭＧの通告がある。従来は、米国あるいはカナダ以外の医学教育を受けた者が、米国内で卒後臨床研修を受けようとした場合、ＥＣＦＭＧに申請し、米国の医師国家試験（ＵＳＭＬＥ：United States Medical Licensure Examination）に合格すれば、米国で医師免許を取得できる資格をもらえていた。しかし、通告では、２０２３（平成35）年以降は、米国医学校協会（ＡＡＭＣ）のＬＣＭＥ

(Liaison Committee On Medical Education)、世界保健機関（ＷＨＯ）の下部組織「世界医学教育連盟（ＷＦＭＥ：World Federation for Medical Education)」の基準、または相当する国際基準によって認定されていない医学部卒業生にはＥＣＦＭＧ申請を認めないとした。これは日本の医学教育にとって、まさに「黒船」である。

文部科学省の支援を受け、全国医学部長病院長会議の主導により発足した日本医学教育評価機構では、医学部を持つ全国80の国公私立大の医学部教育が国際基準を満たしているかどうかを第三者の視点から統一的に審査する。各大学医学部ではこれを外圧と捉えず、医学教育の底上げを図る転機と考えるべきである。

国際的に通用する医師の育成

日本医学教育評価機構は日本国内の組織であるが、世界医学教育連盟から国際認証を受け、各大学医学部を評価・認定する国際的な団体となる。認定を受けた医学部は、国際医学教育研究推進機構（ＦＡＩＭＥＲ：Foundation for Advancement of International Medical Education and Research）へ登録し、海外で医師の資格を取得したい場合には、ＥＣＦＭＧへ申請ができる構図になる。

世界医学教育連盟の評価基準は、次に挙げる9つの領域にわたって計72項目あり、各項目ごとに「適合」「部分適合」「不適合」の3段階で評価する。

①医科大学の使命と教育成果（アウトカム）

②教育プログラム（診療参加型臨床実習や学生が主体的に学ぶ「アクティブ・ラーニング」を導入しているか、など）

③学生評価

④学生

⑤教員

⑥教育資源

⑦プログラム／カリキュラム評価（全カリキュラムのおおむね3分の1、約70週以上を確保しているか、など）

⑧統括および管理運営

⑨継続的改良

評価の結果、国際基準を満たしている大学には、日本医学教育評価機構が認定を与える。同機構では社会への透明性という観点から、「評価」「改善計画」「進捗状況」をホームページ上で公表する。

認定の有効期間は7年間である。

日本の医学教育では、臨床実習が50～60週程度と短い大学が多く、ほとんどは講義による受動型である。一方、米国は最低でも80週の臨床実習を行っており、学生が診療チームの一員として患者と接する診療参加型である。その結果、米国と日本の医学部卒業生の間には経験の差が生まれる。こうした現状を受け止め、従来の「プロセス基盤型教育」ではなく、学生が卒業時に医師になるのにふさわしい能力を身につけているかどうかを適正に評価する「学修成果基盤型教育」を取り入れていくことが、望まれる教育改革の方向性と言えるだろう。

医学教育分野別評価は、決してＥＣＦＭＧの要件適否だけを目的としたものではない。自己点検評価、第三者評価によって各大学医学部の教育プログラムを見直し、改善することで、日本の医学教育全体のレベル向上につなげていく。そのためには単発ではなく、継続的な改良が必要である。国際的に通用する医師の育成・普及を今後も積極的に進めていきたい。

《講演3》

国際医療福祉大学が目指す医学教育とは 90週の臨床実習と集中的な英語教育

国際医療福祉大学総長　矢﨑義雄氏

国家戦略特区諮問会議における安部首相のコメント

2015（平成27）年11月27日に開催された国家戦略特区諮問会議において、安倍晋三首相は次のようにコメントした。

「この度の医学部新設はまさに岩盤規制の緩和の1つであるばかりでなく、これまでとはまったく異なる新しい試みであり、必ず他の医学部に大きな影響を与えていくだろう。各大学それぞれに、自分たちの医学部は何を目指すのかという意識が芽生えていくのではないか」

これは、国際医療福祉大学の「医学教育の改革を目指すためのモデル事業として新しい医学部を設立したい」という訴えを的確に表している。

米国と日本の医師育成制度の違い

学会が研修プログラムと資格を認定する専門医制度は世界共通であるが、米国ではプライマリ・ケアの医師と専門医では役割分担があり、患者はプライマリ・ケアの医師を受診してから、初めて病院の専門医に紹介される仕組みになっている。専門医は高い能力を要求され、プライマリ・ケアの医師より年収が高い。専門医のプログラムには定員があり、志望者すべてが受けられるわけではないという厳しい競争もある。日本では専門医のプログラムに定員はなく、学会が認定した専門医が総合病院で勤務し、最終的に診療所または地域の病院でプライマリ・ケア医になるのが通例だ。

米国の病院は専門的に治すことに特化しているため、公的な病院が大部分である。ところが、日本では民間の病院が圧倒的に多い。また、日本の診療報酬制度は米国と違い、専門医の資格が反映されない。米国では患者を総合的に診る医学教育が行われているが、日本では専門医を目指す教育になっている。

新設の医学部が目指す国際的カリキュラム

国際医療福祉大学が新設する医学部では、従来困難であった国際性豊かな医師を育てるカリキュラムを特徴として、臨床を重視し、統合型カリキュラムを実施する。国際的に通用するコミュニケーション能力を高める一方、リベラルアーツ（幅広い知識を持ち、広い視野で物事を考えることができる）を重視し、チーム医療への理解を深める教育を目指している。

教員組織についても画期的な編成にする。従来の医学部は講座別、診療科別であったが、教員のセンターを設置して統括機能を確立する。基礎医学教育は一元化して、教員は国際性に富む資質を重視して採用する。

教育内容としては、医学生が研修医、指導医とチームとなって積極的に診療に参加できる充実したクラークシップ（臨床参加型実習）を実施する。90週の期間をかけ、濃縮した内容にするためにも、カリキュラムは基礎と臨床を統合させ、器官系統別に行う。また、50人前後のＳＰ（模擬患者）を育成し、活用する予定だ。さらに、講義は集中力が保てる60分とし、世界最大規模のシミュレーションセンターを整備（トータルで５３００㎡）して、臨床実習などで使用する。

1年次からリベラルアーツ、プロフェッショナル教育に力を入れる。早期から臨床能力の向上を図れるように少人数教育を実施する。国際的なコミュニケーション能力を高めるために大多数の科目は英語による授業を実施するが、はじめから英語能力の高い学生を求めているわけではない。１年次、2年次に英語教育を集中的に行い、外国人または外国で長い経験がある医師によるケーススタディー、カンファレンス、ディスカッションを通して、英語によるコミュニケーション能力を培っていく。

実際に本学が国際的な教育基準を満たせば、米国の医師国家試験に合格できる能力を身につけることも可能である。そのため、米国の医師国家試験の受験についても積極的に推奨していく。

革新的な医学部教育を構築

巨木のようにでき上がっている従来型の医学部教育システムを大きく変えることは非常に難しいが、本学はまったくの白地のキャンバスに絵を描ける状態である。新しい木を育てるように、根っこの部分から革新的な医学部教育を構築することが可能だ。

革新的な医学部教育の大きなポイントとなるのが、教育センターによる統括機能の確立である。教育センターはカリキュラムの編成から評価まで全権を握り、責任を付与することで教育全般を統一的に管理する。専任の教員を25名以上配置し、多様な統合カリキュラムや医療プロフェッショナリズム教育で主要な役割を果たすとともに、総合診療科などの臨床業務にも携わる。

医の心である医療プロフェショナリズムと英語教育は６年間を通して行う。また、国際化を目指す観点から、外国の保険制度、国際医療保健学、医療提供システムなどを学ぶ。看護師、コメディカルとのチーム医療の連携教育を３年次までに、４年次以降は臨床実習をメインとし、専門は卒業後に深く学ぶというカリキュラムで進める。

このように国際性を重視し、それに見合う教員を採用した新たな医学部は、総合的に高い診療能力を身につけ、国際性に富んだ医師の育成に臨むことができる。

《講演4》
東京医科大学の教学の変遷とこれから

東京医科大学名誉教授 元学長　伊東 洋氏

何を教えたかではなく、何を習得できたかを重視する

東京医科大学医学教育推進センターでは、WFME認証の取得（2016［平成28］年7月受審）に向けて、2014（平成26）年度からグローバル化に対応する新カリキュラムを導入した。方針としては、教育担当者FD（Faculty Development：教員が授業内容・方法を改善させるために組織的に行う取り組みの総称）の向上、臨床医の密な協力体制、教育内容の進歩・向上を掲げ、6年間の教育到達目標を定めた。

医学教育は、知識や技術を正しく実践できる人を育てることが重要だが、「言うは易く行うは難

し」であり、学生よりもむしろ教える側の医師に求めるべきものが多い。何を教えたかではなく、何を習得できたかを重視すべきである。

アクティブ・ラーニングの導入

新カリキュラムでは、〝自主自学〟の理念のもと、アクティブ・ラーニングを取り入れた。アクティブ・ラーニングとは、これまでの教員による一方的な講義形式の教育とは異なり、学生の能動的な参加を促す問題解決型の学習法である。

ＩＣＴを活用した双方向型のｅポートフォリオでは、学生自身が省察を繰り返すことで成長するという主体的な学びを促進する。これまでのｅラーニングとの大きな違いは、学生自身の立ち位置および経験、思考に基づいて学習過程が記録されるため、個々の学生の成長レベル・問題点の描出が可能な点にある。その結果、教員主導の一方向型教育が避けられ、個々の学生に合った指導ができるが、その一方で、教員がシステムに慣れるまでに時間がかかるという弱点もある。

学年別段階的教育では、第1学年から早期臨床体験実習（基本的臨床技能、多職種連携）を実施し、看護業務を含めた関連業務を十分に理解させる。学習到達度の評価には、米国の医学部で導入しているＧＰＡ（Grade Point Average）制度を応用した。

入学当初から医学、医療の基礎はもちろん、リベラルアーツを学ぶ必要性がある。そのため、6年間の横断的領域科目として医療プロフェッショナリズム、医療倫理、情報科学、緩和医療、医療安全学などを組み合わせた形で学習する。新カリキュラムには、約1週間の地域医療実習も含まれるが、働く医師の後ろ姿を見せることも重要である。

臨床実習は将来的に74週へ拡大するという目標はあるが、新カリキュラム導入時は52週としている。慈恵、昭和、東邦、東京医科大学が連携し、学外病院を活用しており、各大学間の指導者、FDの充足が望まれる。第5学年では、臓器別ローテーション実習を診療科別に2週間（2017［平成29］年4月1日より）、第6学年の診療参加型では、医療面接・基本診療技術・診療録記載等の新カリキュラムを実施する予定である。卒業時には、Advanced OSCEによる診察・臨床技能の評価を行う。

臨床倫理と医療安全

臨床倫理教育は、私医大29校のうち28校が講義を行っている（2011［平成23］年度）。本学では、総合診療部が主体となり、医師、看護師、ケースワーカー、学生による臨床医療倫理カンファレンスを毎月行っている。

医療安全教育については、２００８（平成20）年に医療の質・安全医学教室を発足した。臨床実習前オリエンテーションから特殊な感染を含め、徹底した医療安全教育を実施している。医療安全では、ベッドサイドで患者を診察する際の立ち位置や安定した姿勢で立つことなども大切であり、医師としての基本的な配慮ができているかどうかも評価する。

また、本学では、過去に起きた心臓手術・生体肝移植・中心静脈穿刺過誤・左右取り違え手術といった医療事故、医療法違反を踏まえ、自己検証委員会および再生委員会を設置している。医療事故・医療法違反は最終的に病院が社会的責務を負うことになる。適正な病院運営の再構築に向けて、全学で患者中心の医療と医の倫理を徹底し、新たな学生教育とともに、大学のあるべき姿を探っている。

オスラーとヨーヨーマの名言

次の2つの言葉は、医師に求められる心構えをよく表している。

「医師は基礎となる諸科学の練磨に励み、人との幅広い交流を持ち、自らが歪んだ視野に陥りやすい傾向を修正する必要がある」（ウィリアム・オスラー）

「最高の仕事とは他の音楽家と共同で仕事ができることである。常にその仕事は尊敬する心を持つ

ことである」（ヨーヨーマ／チェリスト）

これらは、心ある医師を養成するために最も重要なことであるにもかかわらず、日本の医学教育ではまったく教えてこなかった。シンポジウムのテーマである「新時代の医学教育」は、世界的動向に付随したものであり、学長の強力なリーダーシップ、理論と根拠に基づいた医学教育の改善を進めなければ実現できない。

パネルディスカッション

講演後、４人の講師と会場の参加者による質疑応答が行われた。モデレーターは、日本医学ジャーナリスト協会の松井宏夫副会長が務めた。

地域医療の教育には住民参加が不可欠

――東大医学部では２０１６（平成28）年度からケアマネジャー、訪問看護師などが連携した在宅医療の実習が必修化された。今後の地域医療に関する教育方針を教えてほしい（日経新聞ＯＢ）。

伴氏：これまで医学教育の実習において、多職種連携はまったく視野に入っていなかった。多くの大学で地域医療の実習が始まっているが、1～2週間程度と期間が短く、多職種が集まって症例をディスカッションする講義も各大学の取り組みにかなりの差があるようだ。地域医療に関しては研究を含め、どのようなカリキュラムを提供できるかが問われている。東北に新設する医学部では、カリキュラムの3分の1は地域で行う方針にするべきだろう。

奈良氏：評価基準においても地域社会、行政のニーズに対応した教育が前提にあり、ますます多職種連携に力を入れる大学は増えてくる。

矢﨑氏：国際医療福祉大学は、20年前から医療系の総合大学として多職種連携教育を最大の特徴としてきた。新設の医学部でも1～3年次まで多職種連携の教育を強化する。

伴氏：地域医療の教育について楽観はしていない。キャンパス内のペーパーシミュレーションではなく、実際に地域へ出て、住民をメンバーに加えた実習を行わなければ、地域医療の本質は習得できないだろう。これは教育統括、あるいは学部長が相当なリーダーシップを発揮しなければ実現できないことであり、簡単にはいかない。

――ステューデントドクターが社会的に認知されると、地域へ出て臨床実習を行いやすくなるだろう（東京医科大学理事長　臼井正彦氏）。

医学部編入制度と医学部偏差値の上昇

――私は企業のシステムエンジニアから医師を目指した。医学部の同期には看護師、歯科医師なども多かった。国際医療福祉大学には、医師の多様性、柔軟性という観点から、米国のメディカルスクールのようなシステムを期待したい（久里浜医療センター精神科の女性医師）。

矢崎氏：従来から学士入学のシステムはあるが、必ずしも成功していない。6年制の学生と同じカリキュラムで行うことに問題があり、機能しづらい現状にある。従来の問題点を検証し、解決できる見通しが立てば、社会のニーズに応えるべく、学士入学コースの導入を考えたい。

伴氏：海外の医学部で学ぶ日本人も増えており、帰国後の受け入れ方を検討する必要はあるだろう。

伊東氏：国によって医学教育のレベルが違い、疾患の評価さえ格差があるなど、課題は多い。学士入学の定員は1校あたり5～10名ほどで、3～4年生時に編入試験を受けて入学する。キャリアを活かして将来的に研究者を目指してもらう目的であったが、現状はその目的が達成されることは極めて少ないようだ。

――医学部の偏差値が上がっている一方で、福祉系大学の偏差値は下がっている。これは給与にも問題があるとみているが、成績が少し追いつかないために医師を目指せない学生がいるという現状をどのように捉えているか（医学教育出版の編集者）。

伴氏：伊東氏が述べた心の教育が重要だ。高校の教員が成績優秀者へ医学部を進める傾向があるが、成績だけではなく、医師としての素養があるかどうかの見極めも大切である。相手の立場になって考えられる、人の心を酌める人間が医師になってほしい。私は進学塾で講演をすることがあり、その際、担当講師には自分が病気になったらかかりたいとイメージできる学生に医学部受験を進めてほしいと語りかけている。また、一般的に医学部に進むことは特殊だとの認識があるが、決してそうではない。小中学生の頃から成績だけでなく、人間性を見極めた進学のアプローチをして、医療者としての資質を備えた学生が出身地域の医学部へ進み、医師としてその地域を変えていくという考え方が必要だ。そうした意識の変革を日本全体が求めていくことが重要である。

地域医療に貢献できる人材をどのように育成するのか

――アクティブ・ラーニングの導入に頭を悩ませている大学が多い。学生は暗記重視の教育に不満を抱えており、今後はアクティブ・ラーニングを行う教員の育成も求められるが、国際医療福祉大学ではどのように教員を育てていくのか。海外事情を含めて教えてほしい（医学部の現場を取材している読売新聞記者)。

伴氏：本来、医療は現場の経験から学ぶものであったが、1910(明治43)年に発表された「アメリカとカナダの医学教育：カーネギー教育振興財団への報告書第4号(通称フレクスナー・レポート)」により、医学教育は大きな転換点を迎え、サイエンスに基づいた大学ベースの教育へと変化していった。それから100年の歴史を経た今日、再び現場経験の重要性が求められる第三の波が訪れている。教育のフィールドをいかに地域へ移行していくか、そのディレクションには強いリーダーシップが必要となる。

矢﨑氏：医学部の教員には、「研究」「診療」「教育」の3つの役割が求められるが、教員のキャリアパスは主に研究で評価され、診療はそれにプラスされる程度、教育に関しては配慮されてこなかった。そのため、教育は教員の個人的な努力に任されてきた面がある。仮に、アクティブ・ラーニングを積極的に推進する教員がいたとしても、評価につながらないことから、学内での波及効果が生まれない。

国際医療福祉大学では、アクティブ・ラーニングの基本となる少人数教育を徹底し、このような大きな課題を解決していきたい。医学教育の独立したセンターを設け、質の高い教育ができる教員を適切に評価するシステムを築く。特に米国では、評価を受けた教員が教授へ昇進することから、アクティブ・ラーニングに熱心である。本学もこのような方向を目指している。

奈良氏：アクティブ・ラーニングがなぜ必要なのかについて、海外との比較から説明する。日本の医学教育は知識重視のため、診察時に患者が訴えるさまざまな症状に対して臨機応変に対応するトレーニングができていない。こうした応用力を学ぶ機会の欠如は医学教育に限らず、日本の教育全体に共通することで、見直していくべきだ。

イギリスでは、国会で党首同士が向かい合って討論する。また、映画『ハリーポッター』において、生徒が長いテーブルに座り、毎日違う生徒とディスカッションするシーンからもわかるように、子どもの頃からディベート能力が養われる環境がある。

米国では、指導医が研修医、研修医が学生を教えるという仕組みになっており、質問攻めにされ、質問の答えを導き出すことが次第に競争意識につながっていく。入試の選抜方法や医師になる資質の有無の見極めについても、日本とは大きく異なる。スタンフォード大学の医学部では60人の定員に対し、受験者が8000人ほど集まる。入試担当者は書類選考で半分まで絞ったのち、一人ひとり面接をして人物評価をする。まるでプロ野球選手のスカウトのように、優秀な人材を探しながら毎日現場を歩き、400人程度まで絞る。最終的な合格者は教授会で決める。

海外の教育現場を知らない日本の教員を米国で勉強させることも有効である。東京医科歯科大学では教員の意識改革を図るため、毎年10名ほどの教員をハーバード大学で研修させている。1週間の滞在期間では、現地の教員とともにワークショップを受け、ハーバード大学のアクティブ・ラーニングを学ぶ。

こうした既存の教員の再教育と同時に、英語教育も重要である。ただし、医師だけに英語教育をしても、コメディカルが英語を使えなければチーム医療は機能しない。その点も課題である。

矢崎氏：グローバル化の時代を迎え、国際的な視点が不可欠であることから英語教育は必須だと考える。10〜30年後の日本を見据え、国際医療福祉大学が先駆けとなるよう努めたい。

本学の開学当初は国内に理学療法科、作業療法科を指導できる適切な教員がいなかった。そのため、フルブライト奨学金を活用して米国へ留学し、米国の教育を受けた人材を教員として採用し、コメディカルの教育を始めた。当時から国際的な視点に立った教育を取り入れ、コメディカルの海外留学、あるいは海外からの受け入れなどを積極的に進めてきたことが、医療総合大学として成功した基盤とも言える。成田市の医学部新設にあたり、看護科、理学療法科、作業療法科も立ち上げ、国際性豊かなコメディカルを育成していく方針である。

奈良氏：これまでの臨床研修はほとんどが見学型で、医師法の壁もあり、注射さえしたことがない医師が翌日から診療にあたる状況にあった。しかし、これからは最低限の臨床技能を身につけた医師として卒業させたい。米国の医学部教育より日本は20年も遅れている現状から、少しずつ変わりつつあるが、医学部教育改革の目玉として、次の2つ挙げたい。1つ目は診療参加型臨床研修を実施し、指導医のもとである程度の時間をかけてトレーニングを積めるようにする。2つ目はアクティブ・ラーニングの導入により応用力を高め、問題解決ができる能力を身につけさせたい。

――今後、卒前の臨床実習に地域の医師はどのようにかかわっていくのか（長崎大学病院で地域医療教育を行う医師）。

奈良氏：各大学医学部で開始している臨床教授制度の活用を推進していく。大学教員とともに大学病院以外の医療機関等で学生を指導できる経験豊かな優秀な人材に積極的な参加を求めたい。

伴氏：実習には工夫も必要だ。オーストラリアの地域実習のケースに習い、2年生以上の学生に最低1～2か月程度は臨床現場を手伝わせることが有効である。実際に医療の現場に参加することが最も有効な勉強の機会になる。

――国際交流や留学生の受け入れについて、どのような視点が必要か（朝日新聞記者）。

矢﨑氏：国際医療福祉大学では、国際的な人材を育成するという趣旨から留学生を受け入れ、アジア各国の医療と福祉の向上に貢献してきた。留学生の多くは地域包括ケアの現場、つまりトランスプロフェッショナルに興味を示す。日本は先端医療よりも地域医療、健康維持・増進、予防医学、公衆衛生といった分野でうまく国際交流を図れるようになれば、互いの異なる視点から学び合うことができるだろう。

※本章は、「NPO日本医学ジャーナリスト協会会報『Medical Journalist』May 2016 Vol.30 No.2（通巻79号）」（NPO日本医学ジャーナリスト協会）の記事を一部改編したものです。

第7章

鼎談「医療従事者の需給を考える」

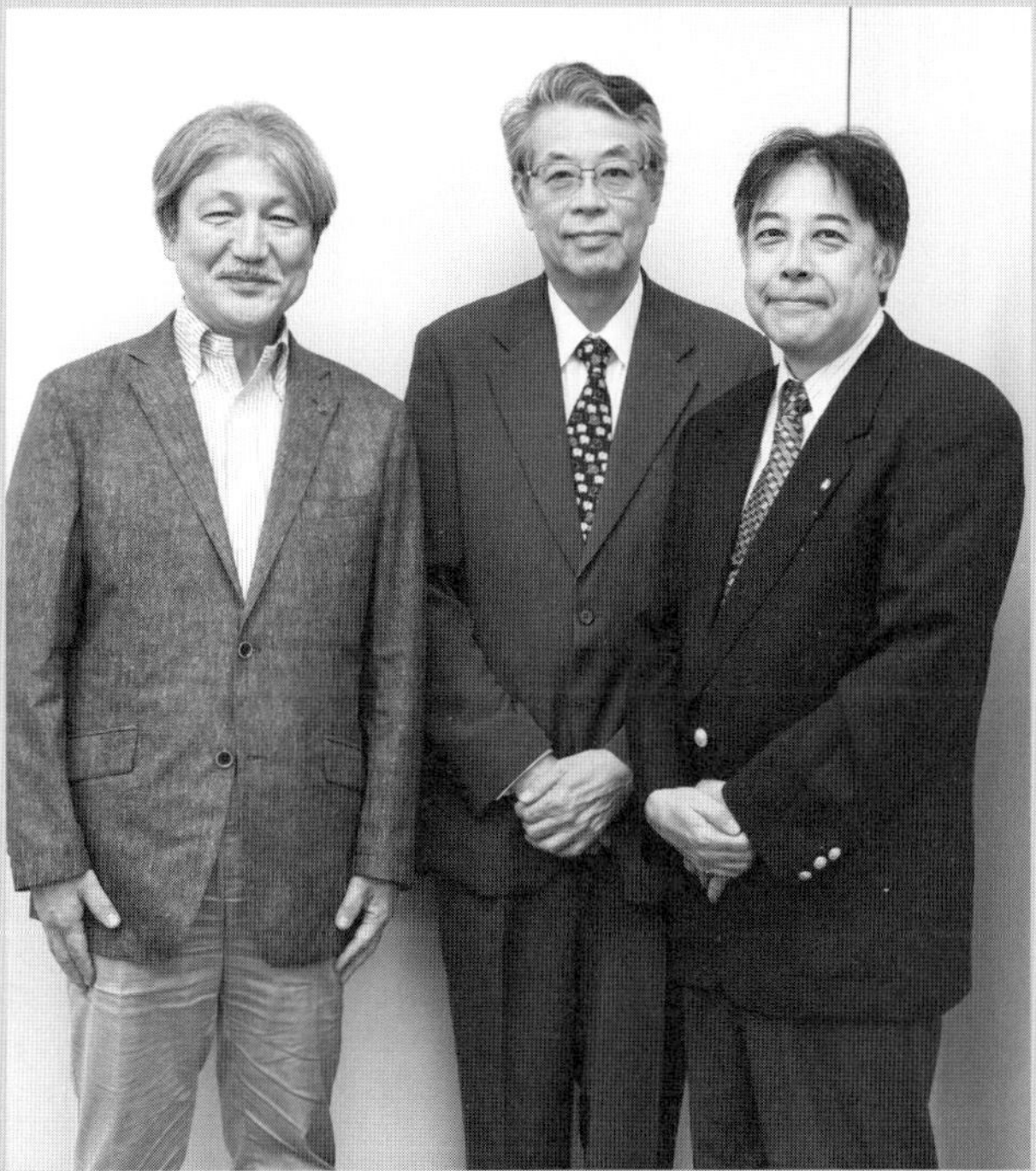

一般社団法人全国医師連盟代表理事 中島恒夫氏
独立行政法人労働者健康安全機構理事長 有賀　徹氏
社会医療法人慈生会等潤病院理事長 院長 伊藤雅史氏

鼎談「医療従事者の需給を考える」

独立行政法人労働者健康安全機構理事長　**有賀　徹**氏
社会医療法人慈生会等潤病院理事長　院長　**伊藤雅史**氏
一般社団法人全国医師連盟代表理事　**中島恒夫**氏
（五十音順）

医師の不足・偏在を解消すべく設置された厚生労働省の「医療従事者の需給に関する検討会」の議論が再開され、２０１６（平成28）年末にはとりまとめを出す予定だ。ただ、検討会での議論の方向性や厚生労働省から提示される医療従事者の需給推計については現場における認識とのかい離を指摘する声も根強い。では、「現場から見た医療従事者の需給」の現状と課題とはどのようなものなのか。ここでは救急医療や病院経営者、勤務医などさまざまな立場・観点から医師需給に関して議論してもらう。

（取材・『最新医療経営 フェイズ・スリー』編集部）

「必要人数」を予想するのは不可能ではないか

――厚生労働省の「医療従事者の需給に関する検討会」の議論が開始されました。この検討会は5月に「中間とりまとめ」をまとめていますが、その論点でまず挙げているのが医学部定員の問題です。「平成34年（2022年）には需要と供給が均衡し、マクロ的には必要な医師数は供給されるものの、短・中期的に、あるいは地域や診療科全体の数といったミクロ領域での需要が満たされることを意味するものではないとの見解も示しています。

有賀　全体としての人数は足りるとか、問題は偏在だという議論は従来もありましたが、全体数であっても予測するのはとても難しく、端的に言えば「そのときになってみなければわからない」のが正直なところです。

また、単純に「人数」だけで考えていいのかという問題もあります。検討会でも議論されているようですが、男性と女性１００人では、ライフスタイルやキャリアパスの積み方が違います。女性や高齢の医師は男性の「０・８人分」として勘定するとしていますが、大雑把すぎる気がします。

偏在も同様で、将来の予測を立てること自体が難しい。そのなかで解決を図る必要があります。患者側に立つなら１００人必要ならば１２０～１３０人くらい育てて、過剰な人数は市場から淘汰されるような仕組みが望ましいという発想もあるでしょう。

伊藤　医療従事者の需給に限らず、制度立案の際には統計や推計を出していますが、どこまで正しいデータに基づいて制度設計されているのでしょうか。総国民医療費も過去に推計した数値が実際の推移と大幅に異なることが繰り返されてきました。新医師臨床研修制度もそれによる医師の偏在が加速すると危惧されて、実際にも偏在が拡大したというのは共通認識となっていますが、定員枠は多少調整したものの根本は変えずに今日まで来てしまっています。

自民党「医師偏在是正に関する研究会」の座長を務める河村建夫・元官房長官は、9月の設立総会において、「自分が文部科学副大臣のときに新臨床研修医制度が始まったが、創設前には『偏在は起きない』という説明を受けて制度をスタートさせたものの、実際には偏在は起きてしまった。責任を感じている」という趣旨の挨拶をしたそうです。問題意識は政策を立案する人たちにもあるようです。

有賀　議論する人の立場によって見方が変わってくることも問題を複雑にしています。たとえば、一般的な開業医は「確かに足りているかもしれない」という感覚を抱くかもしれません。概ね9～17時の開業時間で、地域の医師会活動にも労力を割くことができるような人からは、「足りているのではないか」という考えが出てきても不思議ではありません。

一人ひとりの働き方を加味した予測は実質的に不可能

――議論にあたっては将来の医師需給推計も示されていますが、今回は特に医師一人あたりの労働量についても加味されるようになっています。

中島 病院の勤務医としての立場から言うなら、現場感覚からいえば、「医師は足りている」というデータは明らかにおかしいです。たとえば、労働時間の問題。過労死基準を突破するくらい長時間勤務している現状を容認するかたちで議論を進めるのは違和感があります。勤務医に過重労働を強いていることを前提するかぎり、過去の予測がことごとく外れたように、今後も外れ続けるでしょう。

女性医師を「０・８」として考えるという議論がありますが、じつはこれも問題で、「日勤帯」にしか着目していないのです。準夜間帯、深夜間帯でも「０・８」と

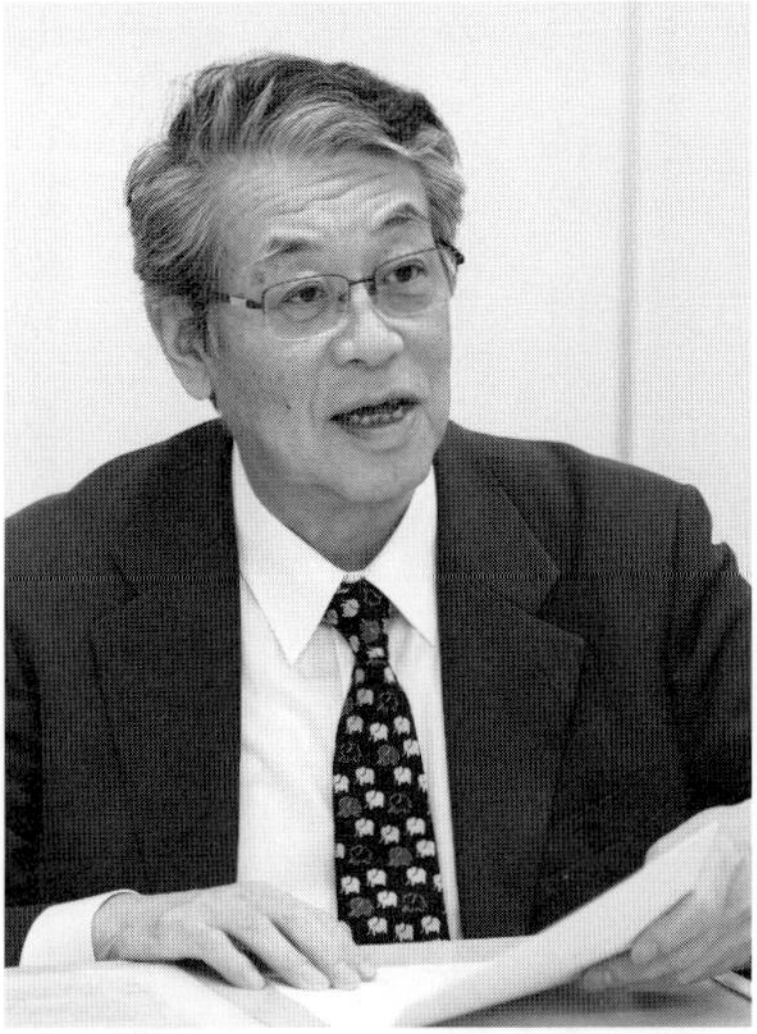

有賀 徹

あるが・とおる●1976年、東京大学医学部医学科卒業後、東京大学医学部脳神経外科学講座入局。東京大学医学部附属病院救急部、公立昭和病院脳神経外科主任医長、同救急部長、昭和大学医学部救急医学教授を経て、2011年4月に昭和大学病院長に就任。14年6月、日本専門医機構総合診療専門医に関する委員会委員長。16年4月より独立行政法人労働者健康安全機構理事長、昭和大学名誉教授。

していいのか。病院は24時間365日稼働しています。1日の労働時間を3つに分けて、そのなかで配分していくことも考えなければなりません。

この発想に立って全国医師連盟が社会保険労務士に試算していただいたところ、1つの診療科で3つの勤務帯を埋めて回していくには、日勤を4人、夜間・休日を2人で回すとして、最低7人必要という結果が出ました。この交代勤務制でギリギリ、違法な労働時間にならないのです。これを当てはめ、日本全国の勤務医の数と病院の数を割り算すると1病院あたり22・8人の医師を配置できるとの結果が出ました。つまり、7人で1診療科を回すとしたら、1病院は3診療科しか持てないことになります。もちろん大きな病院から小さな病院までありますから一概には言えませんが、いかに全国の病院をわずかな医師数で回しているか、イメージできるのではないでしょうか。

さらに、1人医長の場合には、勤務していないあいだもオンコールで常に気を張っているとか、難しい判断を迫られたときに相談相手がいるかどうかとか、といったストレスも考慮されなければなりません。

有賀　業務の「密度」も考えるべきですね。難しい症例はどうしても病院に集まりますし。

伊藤　経営者の立場で言うと、ヒト・カネという経営資源の観点も踏まえなければなりません。当院は164床の中小民間病院ですが当直は2人体制として1人は外来部門担当で救急車・急患に対応し、もう1人は管理当直という体制を敷いています。管理当直は常勤医として勤務負担の軽減を目指していますが、夜勤に相当する勤務である外来部門は非常勤医に頼らざるを得ない。しかし、その非常勤医は自分自身の勤務先でも相当働いていることを考えれば、結局、トータルで見れば過重労働になっている。仮に十分な人材が確保できてこのような問題が解決されたとしても、今の診療報酬では正直、赤字です。つまり、現行の体制を回すにはヒトもカネも足りないのです。

正直に言うと、医師の需要推計にあたっては考慮すべき問題が多すぎて、今回の検討会の議論では「パンドラの箱」を開けてしまったという気がします（笑）。

有賀　医師の働き方とも関係してきます。外科一つとってみても、手術前、術後、そのあとのフォローアップも含めて注意を払う必要があります。実際、脳神経外科の医師は人口比で考えるとアメリカの2倍いるそうですが、日本の脳神経外科医は術前や救急医療もガンガンやっています。神経内科的な観点も合わせなければ診察になりませんが、神経放射線科医などはどの病院にもいるというわけではないですから、自分でＭＲＩやＣＴを撮らなければいけないこともあります。術後管理も麻酔科医がたくさんいて、ＩＣＵに常駐してくれれば外科医の負担も軽減されるでしょうけれど、そうではないのが実情です。

医師一人ひとりの負担に配慮した議論が必要

――医師一人ひとりにかかる負担はなかなか顧みられていないようですね。

中島　私はもともと体には自信があったのですが、32歳のときに狭心症を起こし、その後も月間で夜勤10回という生活を10年続けたところ二度目の狭心症を起こしました。「過労死はこうしてできるのか」と実感しました。これは結局、体のいい使い回しではないのかと思うのです。40代で本来であればバリバリ働ける年代のはずなのに、働けなくなってしまう。自分の技術を患者さんに提供できないというのは、医者として非常に歯がゆいのです。医師不足が深刻というなら、医者として技術を提供できる期間を長くしたほうがいいのではないでしょうか。現在のように使い回しを続けていては、医師不足も解消されないと思います。

今回の検討会でも医師の労働時間は資料として提示されていますが、大体診療科はどこも同じで月間170~180時間です。ちなみに私の9月の労働時間は271時間でした。それでも前の職場は300時間を超えていましたから、だいぶ楽になりました。急性期病院ですので、「寝当直」はほとんどなく、夜間も日中と同じように診療していることもあります。

ただ、私と同じような働き方を若い医師に強いるわけにはいきません。現在、私の勤務先の診療科には2人の女性医師がいますが、うち1人は小学生のお子さんがいます。「今日は午前中であがりたい」という話も当然出ますが、そこは皆でバックアップするわけです。他の診療科には保育園に預ける小さいお子さん2人を育てている非常勤医師もいます。そのうち1人が発熱すると「来週はもう1人の子も熱を出すなぁ」となりますが（笑）、そこはお互いさまの精神でカバーする。少子高齢化で女性には子どもを産みやすい環境を用意するという意味でもそういう態勢は必要です。

伊藤 当院ではワーク・ライフ・バランスを重視していろいろな取り組みに着手しており、子育て支援やキャリア継続の支援もしていますが、すべての人が期待通りに復帰してくれるとは限りません。子育てが終わった後も同じように仕事を続けてもらえる人もいれば、もう少し業務が緩やかな環境に移る人もいます。単純に勤務環境を整備すればいいという話でもない難しさがあります。

中島 女性医師は今後も増えますから、むしろ女性の働き方を前提として、うまく回せる方策を考えるべきかもしれません。いっそ女性医師を「1・0」としてカウントしたほうがいい。それ以上働ける医師は「1・2」という具合に発想を転換すべきです。

有賀 今まではいちばん強いところに合わせて考えてきましたが、むしろその逆で、弱いところに合わせないと全体の労働環境は良くなりません。究極的には、伊藤先生が指摘したように潤沢に雇えるだけのおカネがあるかという問題もあります。結局、国民の側に「自分たちが受けている医療を維持するにはこれだけのお金がかかる」ということを認識していただくしかないと思います。

中島　中央社会保険医療協議会（中医協）での診療報酬に関する議論でも、過重労働についてはほとんど顧みられていません。改善策の手立てとして医師事務作業補助体制加算が設けられていますが、１人の事務職員を正職員として雇える額にすらなっていないのです。ライセンスを持っている人たちにはライセンスを持っている人にしかできない仕事を振り分けることも必要ですし、そのためには代わりに仕事した人に給与を支払えるだけの報酬を担保しなければいけません。

地域偏在は医療だけの問題にあらず

――「中間取りまとめ」では地域偏在にも言及しています。

有賀　確かに医師が都市部に集まる傾向が目立つ気はします。実際、労災病院の勤務医も同様です。ただ、若年層の都市部への流出は医療分野だけの話ではありません。若い人が暮らし、働くようになってはじめて、若い医師もその地域で暮らすようになるのです。地域社会は医療と雇用と教育がなければ成り立たないといわれますが、「地域全体の活性化」という観点抜きに、医療や医師数だけ充実させようとしても難しいでしょう。地方の労災病院では医師が不足気味ですが、よく見ると地域全体で人手が足りなくなっているのです。

中島 企業の工場が閉鎖されただけでその地域の人口は激減します。当然、法人税や所得税などの税収も減るので、地方行政機能にも制約が生まれますし、コミュニティとして成り立たなくなるのです。

伊藤 じつは都市部でもかならずしも医師が十分配置されているわけではありません。東京は高機能病院、特定機能病院等が多く、こうした病院には医師は集中しますが、その一方で私たち民間病院にはなかなか回ってこないのです。

現在は「在宅医療」の大幅な拡大を前提として地域医療構想などが議論されていますが、東京都では一般の開業医のうち在宅医療を担っている割合は2割にも満たない程度です。自由開業制のなかで、求められる医療に必要な人材が回っていない状況も認識すべきです。診療科、地域差もありますが、同じ地域でも診療形態や病院機能によって格差が生じている気

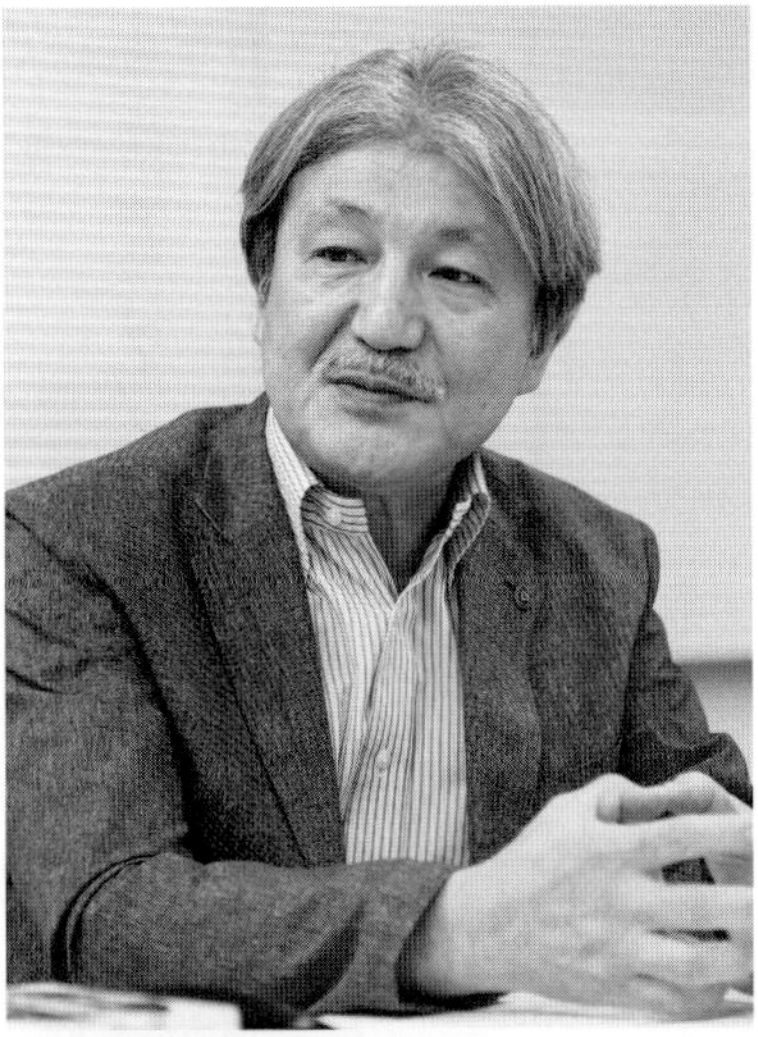

伊藤雅史

いとう・まさし●1980年、東京医科歯科大学医学部医学科卒業。医学博士。東京医科歯科大学医学部第二外科入局、同助手、講師を経て、2005年4月より臨床教授。07年4月より現職、現在に至る。東京都医師会理事、東京都病院協会常任理事、日本医療法人協会常務理事、日本社会医療法人協議会理事、東京医科歯科大学医師会理事、東京マラソン財団理事などを務める。

がします。

――解決法はあるのでしょうか。

有賀　医師の配置は、かつては大学医局が差配していたのかもしれませんが、もう崩れたわけですから、全体を見渡して考えられる仕組みが必要でしょう。残念ながらそれぞれの医師の好き勝手に任せるだけで解決できるとは思いませんし、そもそも医者の好き勝手を保証するのが「プロフェショナル・オートノミー」ではないはずです。それに公私を問わず、大学医学部を卒業した医師は少なからず国のお金で勉強させてもらっていることも忘れてはいけません。私がいた昭和大学も文部省から補助金をもらっていましたから、せめてその分は国のために働けと言っていました（笑）。

中島　その意味では地域医療構想はチャンスです。一律に病床をカットするような「構想」が目立ちますが、本当に考えるべき課題はそれではないはず。それぞれの都道府県でどのような医療を提供するのか、自己主張できる場が用意されているのですから。そのために医師や医療従事者が欲しいなら、必要と主張すべきで、それなしには必要な人材は入ってこないと思います。

医学教育では「どんな医師を育てる」というビジョンを提示せよ

――現在の医学部教育は地域偏在の解消にどこまで寄与しているのでしょうか。

伊藤 医学教育の制度設計は均一的な目標を設定し、無理にそれに当てはめようとするために、専門性や地域性の実情になかなかフィットせず、問題を起こしているケースが目立つ気がします。そして、それを立て直す手法も画一的。この悪循環を改めなければ現場は回っていかないでしょう。

現在も医師の偏在の問題であると言いながら、偏在に対する根本的な方向性が見いだせないまま議論が進み、数を増やせばなんとなく解決するのではないかという結論に落ち着いてしまう。本来は個人の自由が尊重されなければいけないのでしょうけれど、公的な役割を担う医療においては、ある程度、規制をかけることも検討すべきかもしれません。

中島 医学教育の内容も再考すべき時期に来ていると思います。「こういう医者に育てる」というビジョンが漠然としていて、研修医一人ひとりは「自分はこういう医者になりたい」とそれぞれビジョンを持っていたとしても、それに応えられない。ベーシックな部分は必要ですからそれは前期研修までに終えるとしても、その後の後期研修でそうした医師の思いに応えられているのか。そこで当然、カリキュラムも変わってくると思います。

有賀 そのあたりのビジョンについては、私立大学の医学部は比較的明確です。たとえば、昭和大学医学部はもともと「実地医家」として第一線で働く人材の養成を念頭に置いていますから、地域に出て一人ひとりの患者さんに接し、きちっとした医療を提供できるようになる医者になりなさいと言っています。入学試験でもそういう学生を選抜しています。なかには筆記試験が多少良くても入れない学生もいるほどです。これは私の出身校である東京大学医学部とは大分違います。「今後の医療にはこういう医師が必要だ」というイメージ像があり、そのためにはこういうカリキュラムが必要だというのが議論の順序としてあるべきです。これからの医療に必要な医師を育てるなら、何が必要かという話をしなければいけません。

中島　有賀先生の働いていた大学病院と、伊藤先生の地域密着型の病院と、同じ医師を養成する必要はないはずです。臓器移植を専門とする医師が田舎の診療所に着任しても困るでしょう。必要な施設で腕を発揮してもらいたいし、逆に無医村で頑張りたいという人には、そのためのトレーニングを用意すべきです。医学教育を医療提供に役立てるなら、そういう視点も必要だと思います。

診療科によっては人材不足が深刻、ただし指導医の負担への配慮も必要

――医学部の定員増については現場側としてどのように見ていますか。

伊藤　元日本外科学会会長の門田守人先生が「このままでは外科医がいなくなる」と問題提起して物議をかもしましたが、経営者としてそのあたりは実感しています。私が経営する病院の医師の主要メンバーは、かつては大学医局からの派遣だったのですが、診療科によっては大学自体の人材が

不足しているために、関連病院に対する医師派遣が削減されているというのは、私だけではなく多くの民間病院の経営者の実感です。

では大学医局側が「出し惜しみ」しているかというと、そうとも言い切れない。私の出身医局である東京医科歯科大学外科学教室も、病院全体の臨床研修医の応募数は高いにもかかわらず外科を専攻する医師の数は少なくなっています。私が卒業後に入局した頃は1科に約10名くらいの入局者がいましたが、最近では3科合同で募集しても10人に満たない年もあると聞きました。つまり母数自体が減っているのです。

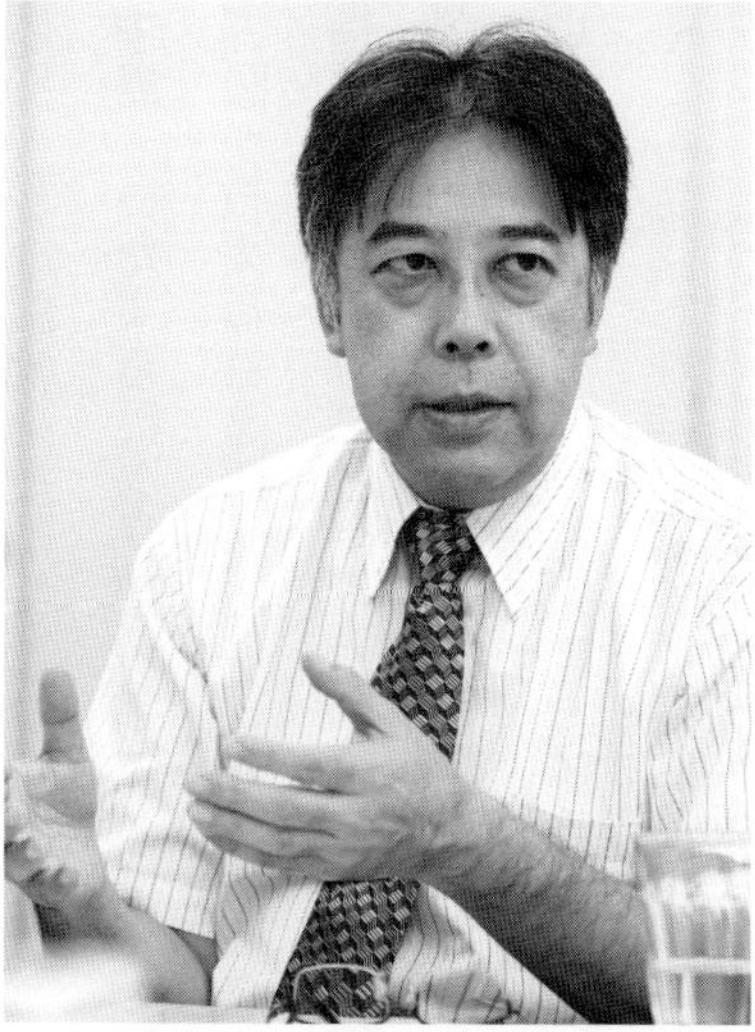

中島恒夫

なかじま・つねお●1992年、信州大学医学部卒業。信州大学医学部第二外科入局。関連病院での研修などを経て、2012年9月より丸子中央病院消化器内科に勤務。日本の医療を守るために08年に設立された医師による団体「全国医師連盟」の代表理事を11年から務めている。

そこで求人募集をかけるのですが、すぐには集まらない。また、病院と医師の医療に対しる考え方の「マッチング」も大事です。自院の質を高めて勤務医を呼び込む努力は必須ではありますが、現実には紹介会社に頼らざるを得ないため、この経費負担は病院経営自体に大きな影響を及ぼしています。

中島　いたずらに医学部の学生を増やせばいいとは限りません。臨床研修制度が始まってから、指導医が教えられる研修医は3人までと決められていますが、実際に指導する立場からすると3人を指導するということは、3人分の仕事を抱えて、ときには尻拭いをするということを意味します。もちろん、自分の仕事もありますから、4人分の仕事を抱えることになるわけです。仲間と話していると「2人で手一杯だ」とよく言い合っています。指導医1人でどこまで面倒を見られるのか、そこも議論しなければいけません。「医師が少ないから医学部を増やそう」「研修病院で受け入れてください」といっても指導医の負担は膨大なものになります。

有賀　私が若い頃は「いるだけで邪魔だ」とひどいことを言われたものです（笑）

専門医の育成には「全体最適」の視点も

――専門医制度も議論されていますが、「現場の医療に必要な人材」という観点はどのように反映されているのでしょうか。

有賀　新専門医制度は現場の実情との乖離などを指摘され、当初予定より1年遅れて2018（平成30）年度からスタートすることになりましたが、この混乱についていえば、制度の本来あるべき姿を正しく伝えられなかったことが一番大きいと思います。その根底には、専門医制度を検討する際に医療供給体制全体を俯瞰しきれなかったことがあります。そもそも「医者はすべて臨床系の専門医になる」という事態は現実的にありえません。

領域の位置づけにも問題がありました。基礎領域専門医が19領域、そのなかに病理まで入っていますが、本来、病理学はさまざまな専門領域を横串にする存在であるはずです。社会医学も同様で、他科と横並びするような存在ではない。専門医が「2階建て」という議論をしていたので、「社会医学は別棟にし、専門医をとった医師が社会医学の専門医をとることもできるようにすべき」と主張しました。

中島 私はじつは専門医の認定が失効しています。もともと外科専門医だったのですが、現在は内科で内視鏡治療一本でやっているので、専門医認定の更新に必要な外科の手術症例が4年間でゼロなのです。では、専門医より腕は劣るのかと言うと、そうではない。大腸のＥＳＤもこなすし、その辺の専門医に負けないだけの安全な手術をこなせる自負はあります。ですから、専門医の認定が医療の現場に必要かと言われたら、「否」が答えです。私自身、専門医制度が始まってから第3期生で、「専門医の認定を取得すると給料が上がるぞ」と先輩にそそのかされて取得したのですが、期待したほどではありませんでした（笑）。

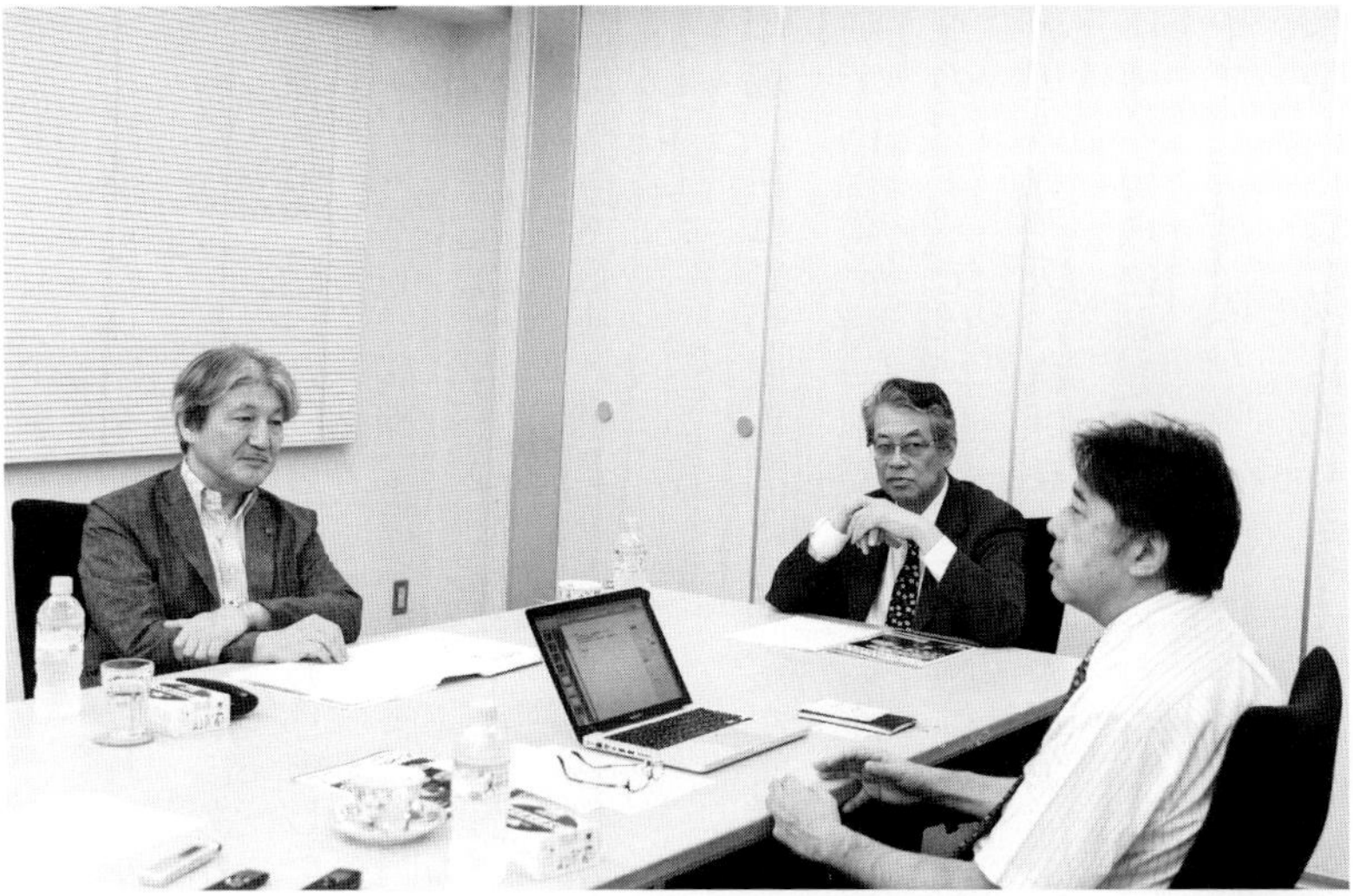

伊藤　制度設計にかかわった方々は、制度の質だけを突き詰めた、つまり「部分最適」で満足していたのではないかという気がします。制度が「全体最適」に当てはまるのかという議論がないままここまで来てしまった。望ましい専門医のあり方にとどまらず、医療の供給体制全体にまでは考えが及ばなかったことで、齟齬が生じているのではないでしょうか。この問題は専門医制度を設計する人たちだけでなく、医療界全体で検討する必要があります。結果的に7月の組織改編のときに四病院団体協議会の代表者が日本専門医機構の理事に加わったのは前進だと思います。

有賀　教育のプロの方々だけで考えれば当然、教育の観点からだけで考えるのは必然です。では全体を俯瞰できていたかというとそうではなかった面は否定できません。

地域ごとに必要な「医師像」を描いたうえでの制度を設計すべき

――部分最適にとどまらず、日本の医療全体を俯瞰するという全体最適を考えた制度設計、医学教育が必要ということですが、それにはどのような方針が求められるのでしょうか。

中島　全国一律で最適な「医師像」を描き、当てはめるのをやめるべきです。北海道の僻地と東京の都心部では医師に求められる役割は違います。地域ごとに人の考え方、風土、文化があり、医療はその中に存在するからです。その地域にどのような医療が必要なのか。離島で求められる医療と都市部の医療が異なるのは自明です。せっかく地域医療構想を出すのであれば、「私たちの医療はこうだ」というグランドデザインを描くべきです。

伊藤　国民全体で医療のあり方を共有すべきでしょう。医療政策は「医療費」「医療の質」「アクセス」のバランスをどうとっていくかという観点で議論されますが、財政がかなり困難な状況になっているなか、そのバランスが崩れようとしているのです。正確に言うなら医療者の犠牲の上でかろうじてバランスは取れていましたが、もはや限界にきています。医療を支えるための負担を増やすか、アクセスや受けられる医療を制限するかといった議論も今後は必要になるでしょう。

有賀　「患者さんにどのような医療を提供するか」を考えなければならないのは医療者ですが、社会の人たち一人ひとりの生き方があり、そのための医療の支えはどのようなものか、というのがあるべき順序です。社会の考え方がまず土台にあり、その上に医療のあり方が乗り、そのなかで医療を提供していく。国民一人ひとりが、自分の生き方を考え、医療に求める役割を考える時期に来ているのかもしれません。

——医師をどれだけ増やすか、あるいはどんな医師を求めるかという議論は、国民一人ひとりが考えるべきテーマのようですね。本日はありがとうございました。

第8章

データでみる医学部受験・医療従事者の現状

第1節　医学部の現状

（編集・金川仁子）

1　医学部定員の年次推移

厚生労働省「医療従事者の需給に関する検討会　医師需給分科会　中間取りまとめ（平成28年6月3日）」より抜粋

○医学部定員については、昭和48年に閣議決定された「無医大県解消構想」の推進等により、その増加が図られ、医学部定員が８２８０人であった昭和58年には「人口10万対１５０人」の医師数が達成された。その後、昭和61年の「将来の医師需給に関する検討委員会最終意見」において、将来の医師過剰が見込まれたことを踏まえて医学部定員を削減し、平成15年以降の数年間は７６２５人で維持された。

○平成17年には、特定の分野（特定の地域、診療科等）における医師不足を指摘する声の高まりを受け、「医師の需給に関する検討会」が新設され、医学部の定員・医師の偏在について検討がなされた。

○その後、医学部定員については、次に挙げる増員が認められた。

・**「新医師確保総合対策」**（平成18年地域医療に関する関係省庁連絡会議決定）に基づき、平成20年度から29年度までの間、医師不足が特に深刻と認められる10県と自治医科大学について、各10名までの暫定的な増員

・**「緊急医師確保対策」**（平成19年政府与党決定）に基づき、原則平成21年から29年度までの間、医師確保が必要な地域や診療科に医師を確保・配置するため、都府県ごとに5名（北海道は15名）までの暫定的な増員等

・**「経済財政改革の基本方針２００９」**（平成21年閣議決定）及び**「新成長戦略」**（平成22年閣議決定）に基づき、平成21年度から都道府県が策定することとされた地域医療再生計画等に基づき、平成22年度から平成31年度までの間、地域医療に従事する明確な意思を持った学生に奨学金を貸与し、大学が地域定着を図ろうとする場合の医学部定員について、都道府県ごとに毎年原則10名までの暫定的な増員等

このような医学部定員の増員により、平成28年度には過去最高の９２６２人の医学部定員となっている。

図表1－1　医学部入学定員の年次推移

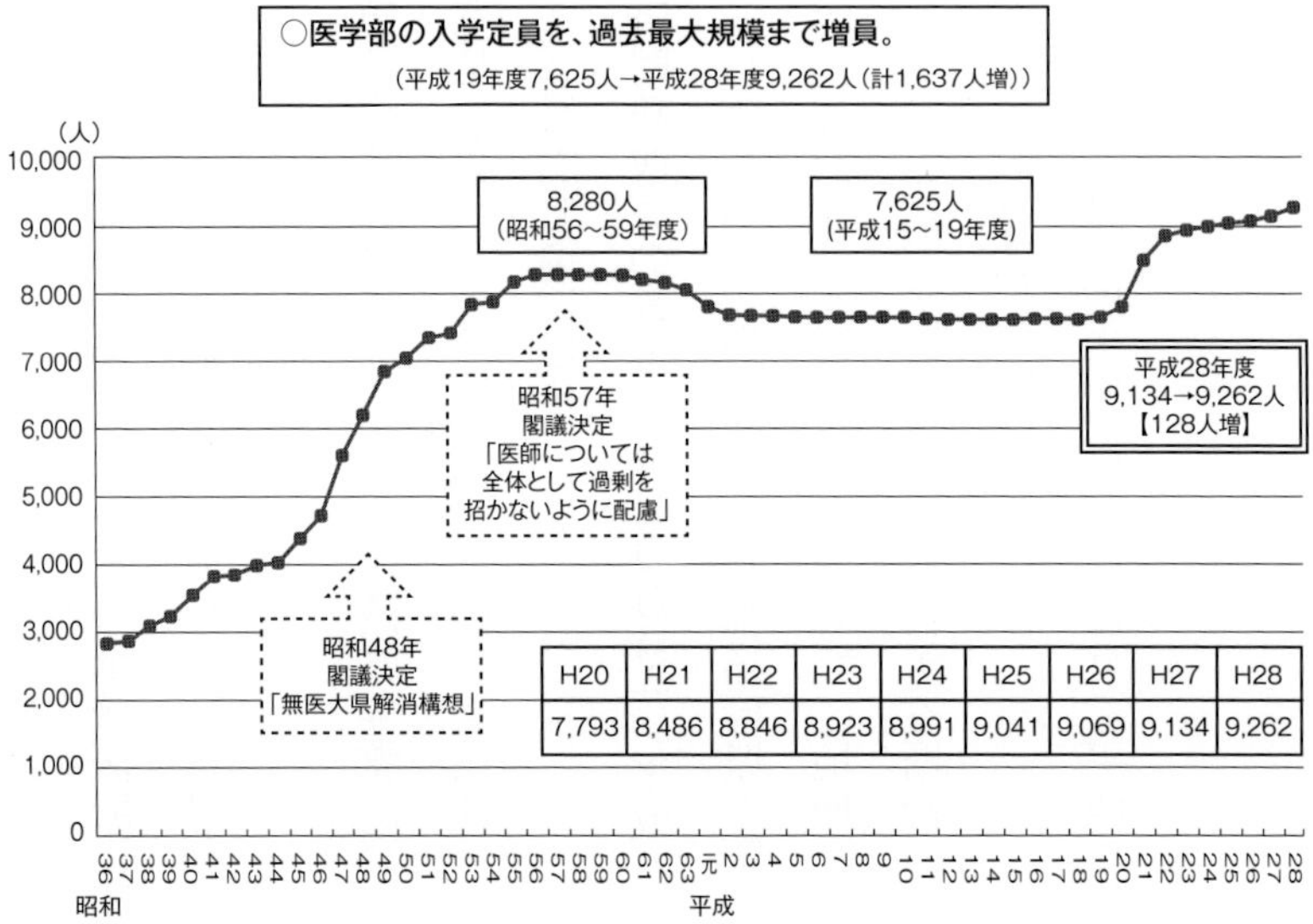

H20	H21	H22	H23	H24	H25	H26	H27	H28
7,793	8,486	8,846	8,923	8,991	9,041	9,069	9,134	9,262

２　私立大学医学部の納付金と偏差値（合格ライン）

《学費と偏差値の関連性》

○特徴１

私立大学医学部の６年間の学費は、２０００万円から４７００万円の範囲にあり、医学部間での格差は大きい。

○特徴２

偏差値が高い医学部ほど学費がかからない傾向にあり、双方の関係は逆相関している。これらの大学間の格差は、初年度分で約９００万円、６年分では約２６００万円におよぶ。

図表1−2　私立大学医学部・初年度納付金一覧（2015）

大学名	初年度納付金	偏差値（合格ライン）
岩手医科大	10,236千円	59
東北医科薬科大	6,562千円	59
自治医科大	5,000千円	67
獨協医科大	10,300千円	58
埼玉医科大	8,820千円	58
北里大	9,438千円	61
杏林大	10,050千円	61
慶應義塾大	3,793千円	77
順天堂大	3,227千円	68
昭和大	5,322千円	65
帝京大	8,924千円	61
東海大	6,473千円	61
東京医科大	7,568千円	65
東京慈恵会医科大	3,835千円	74
東京女子医科大	8,901千円	62
東邦大	5,297千円	63
日本大	6,360千円	62
日本医科大	5,747千円	67
聖マリアンナ医科大	7,217千円	58
金沢医科大	11,943千円	58
愛知医科大学	9,500千円	61
藤田保健衛生大	7,496千円	60
大阪医科大	6,600千円	68
関西医科大	5,860千円	65
近畿大	6,806千円	62
兵庫医科大	9,025千円	60
川崎医科大	12,015千円	56
久留米大	9,313千円	60
福岡大	9,626千円	60

〈資料提供：駿台予備校〉

図表1－3 私立大学医学部・初年度納付金と偏差値の相関図

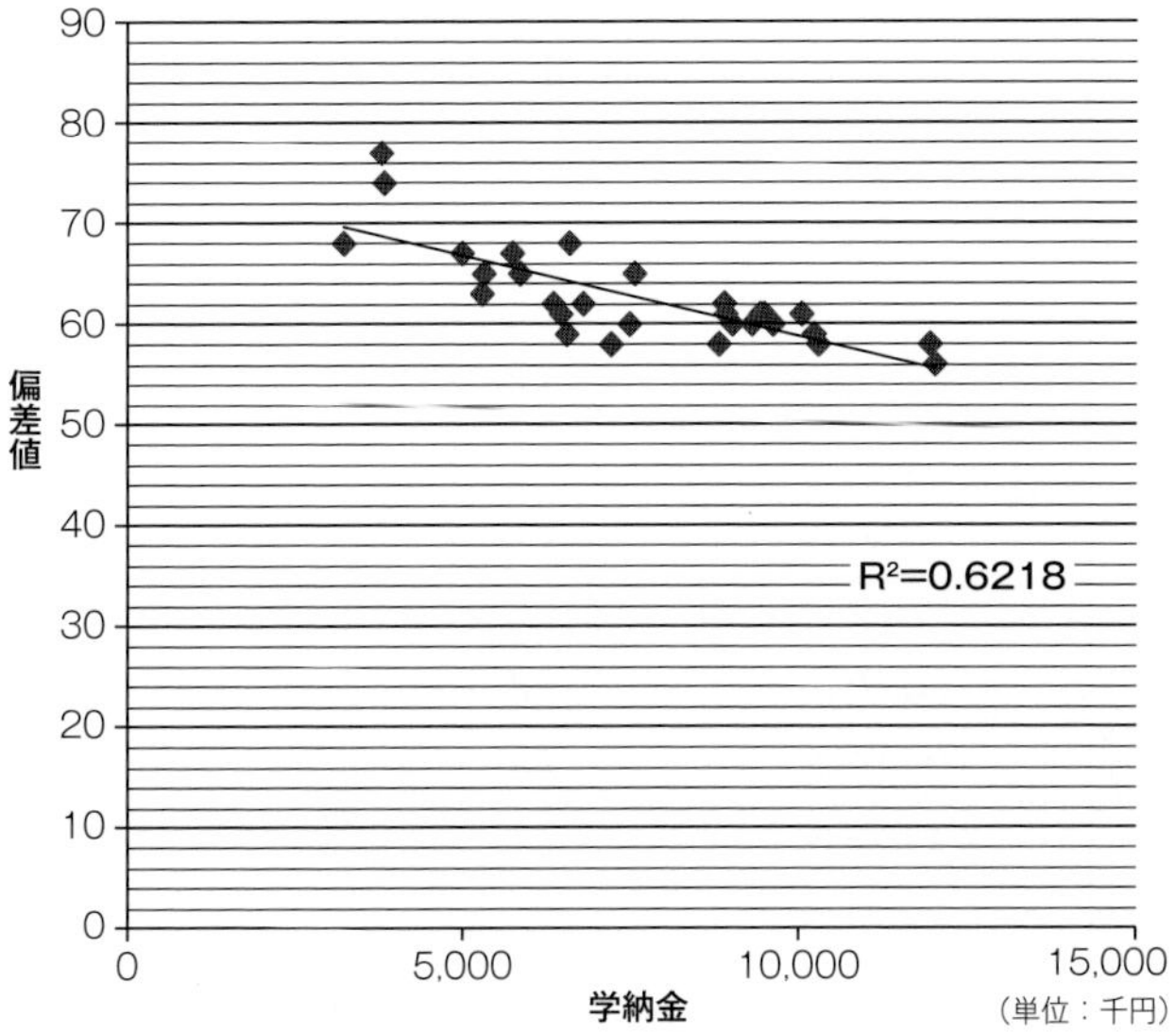

図表1−4　私立大学医学部・6年間総納付金一覧（2015）

大学名	6年間総納付金	偏差値合格ライン
岩手医科大	34,000千円	59
東北医科薬科大	34,000千円	59
自治医科大	22,600千円	67
獨協医科大	37,300千円	58
埼玉医科大	39,170千円	58
北里大	39,528千円	61
杏林大	37,550千円	61
慶應義塾大	21,759千円	77
順天堂大	20,800千円	68
昭和大	23,092千円	65
帝京大	37,496千円	61
東海大	35,252千円	61
東京医科大	29,773千円	65
東京慈恵会医科大	22,500千円	74
東京女子医科大	33,476千円	62
東邦大	25,800千円	63
日本大	33,380千円	62
日本医科大	27,700千円	67
聖マリアンナ医科大	34,415千円	58
金沢医科大	40,543千円	58
愛知医科大学	38,000千円	61
藤田保健衛生大	36,926千円	60
大阪医科大	32,075千円	68
関西医科大	27,700千円	65
近畿大	35,827千円	62
兵庫医科大	37,600千円	60
川崎医科大	47,165千円	56
久留米大	36,378千円	60
福岡大	37,738千円	60

〈出典：医系専門予備校メディカルラボ　最新受験情報2016〉

図表1－5 私立大学医学部・6年間総納付金と偏差値の相関図

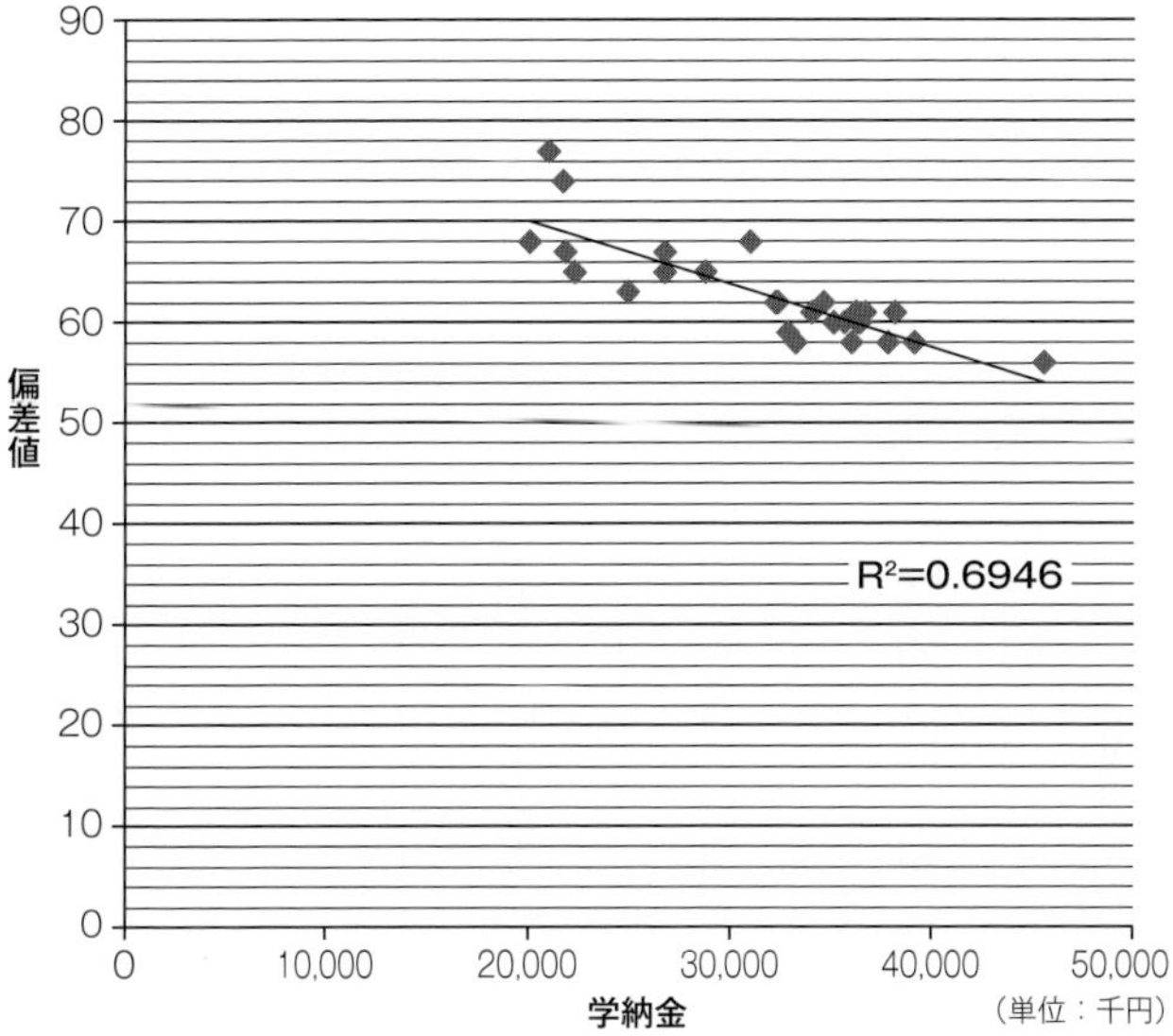

3　私立合格ラインの推移（私立大学医学部と国公立大学医学部）

《合格ラインの推移》

○特徴1

各医学部の偏差値の推移をみると、ほぼすべての医学部で上昇している。その特徴として、国公立に比べると私立のほうが偏差値の変動幅が大きい。特に、関東圏において顕著で、ここ20年間に順天堂大学では10ポイント、東京慈恵会医科大学では18ポイント上昇している。一方、国公立では、東京医科歯科大学・奈良県立医大・宮崎大学で8～9ポイント上昇している。

○特徴2

私立大学医学部の偏差値は50台後半から70台後半に集中している。一般的な大学と比較すると偏差値が高く、医学部間の偏差値の幅は小さい。一方、国公立医学部の偏差値は60以上であり、医学部受験の難易度は相対的に高い傾向にある。

図表１−６　私立大学医学部の合格ラインの推移①

大学名	模試実施年度			
	2015	2005	1995	20 年の推移
岩手医大	59	58	56	＋3
東北医薬大	59			
自治医大	67	67	62	＋5
獨協医大	58	58	54	＋4
埼玉医大	58	56	54	＋4
北里大	61	60	57	＋4
杏林大	61	61	56	＋5
慶大	77	75	71	＋6
順天堂大	68	67	58	＋10
昭和大	65	66	60	＋5
帝京大	61	61	56	＋5
東海大	61	61	57	＋4
東京医大	65	64	60	＋5
東京慈恵会医大	74	72	56	＋18
東京女子医大	62	60	56	＋6
東邦大	63	61	56	＋7
日本大Ａ方式	62	61	57	＋5
日本医大	67	65	62	＋5
聖マリアンナ医大	58	58	53	＋5
金沢医大	58	59	54	＋4
愛知医大	61	60	56	＋5
藤田保健衛生大	60	60	53	＋7
大阪医大	68	66	62	＋6
関西医大	65	65	62	＋3
近畿大	62	65	59	＋3
兵庫医大	60	60	61	−1
川崎医大	56	57	56	±0
久留米大	60	60	59	＋1
福岡大	60	60	55	＋5

* 地域枠を除く
第２回駿台全国模試における合格ライン（80％ライン）推移

〈資料提供：駿台予備校〉

図表1－7　私立大学医学部の合格ラインの推移②

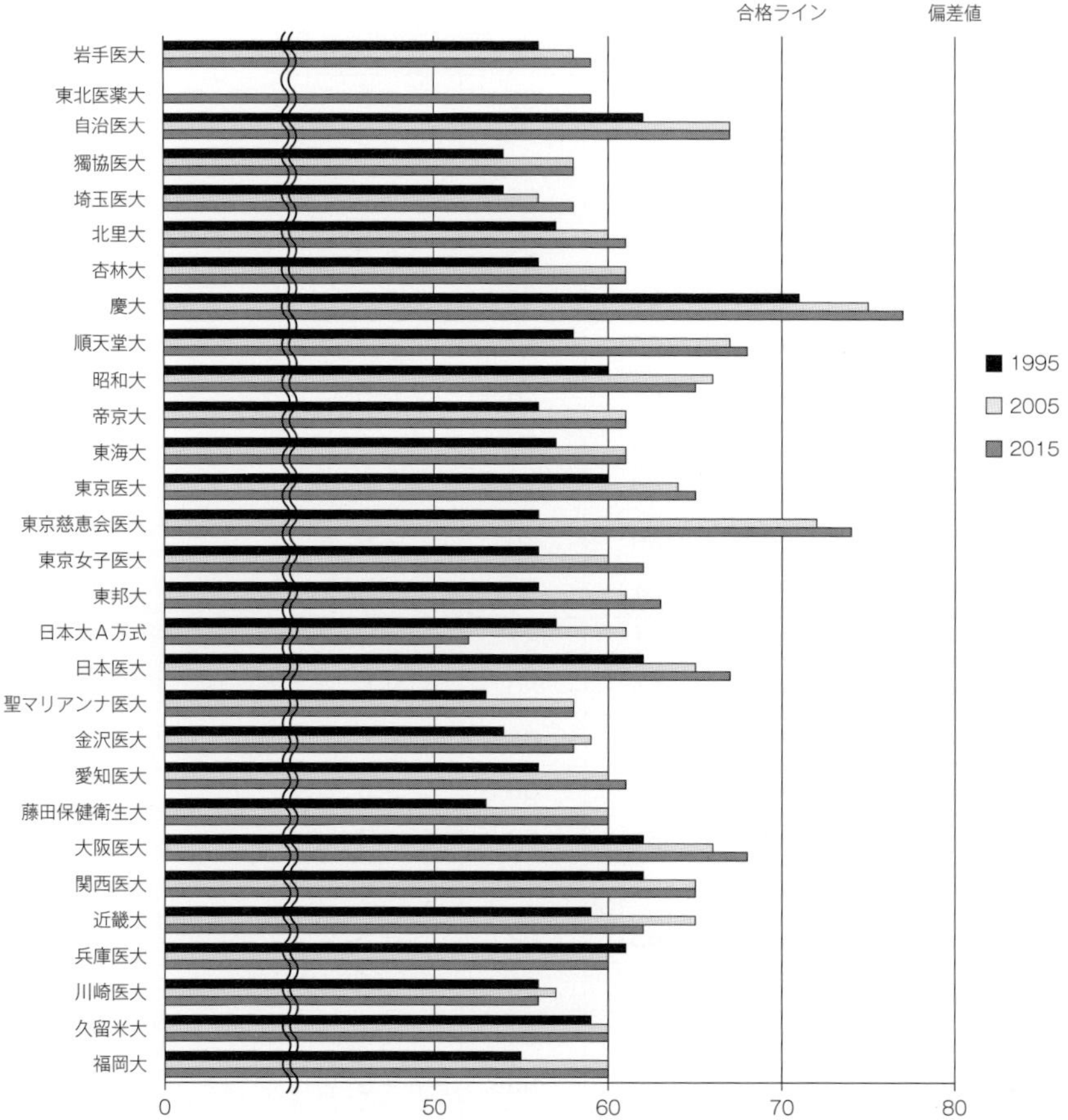

〈資料提供：駿台予備校〉

図表1−8 国公立大学医学部の合格ライン の推移

大学名	日程	模試実施年度			
		2015	2005	1995	20年の推移
旭川医大	前	61	63	61	±0
	後	64	64	61	＋3
北大	前	68	70	66	＋2
	後		71	63	
弘前大	前	63	65	60	＋3
	後		63	60	
東北大	前	71	73	66	＋5
	後		72	71	
秋田大	前	61	62	57	＋4
	後	63	61	60	＋3
山形大	前	62	60	58	＋4
	後	64	60	61	＋3
筑波大	前	67	66	60	＋7
	後			59	
群馬大	前	64	65	60	＋4
	後		64	61	
千葉大	前	69	72	66	＋3
	後	71	70	66	＋5
東大・理三	前	78	79	72	＋6
	後		81	72	
東京医歯大	前	73	74	65	＋8
	後	74	73	68	＋6
新潟大	前	65	65	63	＋2
	後		65	63	
富山大	前	64	63	59	＋5
	後	65	62	65	±0
金沢大	前	66	66	64	＋2
	後		64	62	
福井大	前	62	62	62	±0
	後	65	62	60	＋5
山梨大	前		60		
	後	69	70		
	B			65	
信州大	前	64	62	58	＋6
	後		67	63	
岐阜大	前	64	64	61	＋3
	後	69	64	62	＋7
浜松医大	前	63	64	59	＋4
	後	65	64	60	＋5
名大	前	71	72	66	＋5
	後	72	72	68	＋4
三重大	前	65	65	63	＋2
	後	67	67	66	＋1
滋賀医大	前	65	64	63	＋2
	後			64	
京大	前	76	75	71	＋5
	後		80	71	
阪大	前	74	75	70	＋4
	後	74	75	70	＋4
神戸大	前	69	71	63	＋6
	後		71	63	
鳥取大	前	61	62	60	＋1
	後	65	60	59	＋6
島根大	前	61	60	59	＋2
	後		59	59	
岡山大	前	67	70	63	＋4
	後		70	65	
広島大	前	68	66	63	＋5
	後	69	66	65	＋4
山口大	前	64	62	62	＋2
	後	66	62	62	＋4
徳島大	前	64	63	62	＋2
	後		63	61	
香川大	前	63	62	56	＋7
	後	65	64	58	＋7
愛媛大	前	62	63	59	＋3
	後	64	64	60	＋4
高知大	前	64	61	58	＋6
	後		60	59	
九大	前	70	73	66	＋4
	後		72	68	
佐賀大	前	61	62		
	後	62	60		
	B			59	
長崎大	前	65	64	62	＋3
	後		63	63	
熊本大	前	65	67	62	＋3
	後		66	65	
大分大	前	62	61	60	＋2
	後		60	62	
宮崎大	前	61	59	53	＋8
	後	63	60	54	＋9
鹿児島大	前	63	62	61	＋2
	後	64	60	63	＋1
琉球大	前	61	60	58	＋3
	後	62	59	59	＋3
札幌医大	前	64	64		
	後		64		
	A			58	
福島県立医大	前	61	61	58	＋3
	後	63	61	59	＋4
横浜市立大	前	67	68		
	後				
	A			61	
名古屋市立大	前	66	69		
	後		68		
	B			63	
京都府立医大	前	68	71		
	後		70		
	A			62	
大阪市立大	前	68	67		
	後		67		
	A			62	
奈良県立医大	前	68	66	60	＋8
	後	69	67	61	＋8
和歌山県立医大	前	64	64	60	＋4
	後		64	61	
	B				

＊地域枠を除く　〈資料提供：駿台予備校〉

図表1－9　2016年度地域枠入試実施大学一覧

私立　国立　公立

大学名	一般	推薦	名称	募集人員
岩手医科大学		●	地域枠特別	15名
東北医科薬科大学	●		修学資金枠A方式（宮城県）	30名
	●		修学資金A方式（宮城県を除く東北5県）	5名
	●		修学資金B方式（宮城県を除く東北5県）	20名
自治医科大学	●		栃木県地域枠	3名
獨協医科大学	●		栃木県地域枠	7名
		●	地域特別枠	10名
	－	－	AO栃木県地域枠	3名
埼玉医科大学	●		地域枠	15名
杏林大学	●		東京都地域枠	10名
	●		茨城県地域枠	2名
順天堂大学	●		東京都地域枠	10名
	●		新潟県地域枠	2名
昭和大学	●		地域別選抜（全国を6地域に分けて、各地域より2名）	12名
帝京大学	●		福島県地域枠	2名
	●		千葉県地域枠	5名
	●		茨城県地域枠	1名
東京医科大学		●	茨城県地域枠特別	8名以内
		●	山梨県地域枠特別	2名以内
東京慈恵会医科大学	●		東京都地域枠	5名
東邦大学	●		千葉県医師修学資金対象者	5名
日本医科大学	●		千葉県地域枠	3名
	●		福島県地域枠	1名
北里大学	●		山梨県地域枠	2名
	●		茨城県地域枠	2名
	●		相模原市修学資金枠	1名
	●		神奈川県地域枠（入学後に募集）	5名
東海大学	●		神奈川県地域枠	5名
金沢医科大学		●	指定校・指定地域制	5名
愛知医科大学	●		愛知県地域枠	8名
藤田保健衛生大学	●		愛知県地域枠	5名
大阪医科大学	●		大阪府地域枠	2名
関西医科大学	●		大阪府地域枠	5名
近畿大学		●	地域枠（大阪府）	3名
		●	地域枠（奈良県）	2名
		●	地域枠（和歌山県）	10名
		●	地域枠（静岡県）	5名
兵庫医科大学		●	地域指定制	5名以内
川崎医科大学	●		長崎県地域枠	5名
	●		長崎県地域枠	5名
		●	中国・四国地域枠	約15名
		●	岡山県地域枠	約5名
久留米大学	●		福岡県地域枠	5名
		●	地域枠	約15名
産業医科大学		●	（北海道・東北・関東甲信越・静岡）	各10名以内（計20名以内）
		●	（北陸・東海（静岡を除く）・近畿・中国・四国）	
		●	（九州・沖縄）	
福岡大学		●	地域枠	10名
旭川医科大学		●	道北・道東特別選抜	10名
	－	－	AO北海道特別選抜	40名
弘前大学	●		定着枠	12名
	－	－	AO（青森県内出身者）	30名
東北大学	●		地域医師確保枠	25名
秋田大学		●	秋田県地域枠	19名
		●	全国地域枠	5名
山形大学	●		地域枠	8名
筑波大学	●		地域枠（全国）	6名
		●	地域枠（茨城県）	22名
群馬大学	●		地域医療枠	9名程度
		●	地域医療枠	7名程度
東京医科歯科大学		●	茨城県枠	2名
		●	長野県枠	2名
新潟大学		●	地域枠A	5名
		●	地域枠B	12名
富山大学		●	地域枠	15名以内
金沢大学		●	石川県枠	10名
		●	富山県枠	2名
福井大学		●	地域枠	5名程度
		●	福井健康推進枠	10名程度
山梨大学		●	地域枠	35名以内
信州大学		●	長野県内枠	20名
岐阜大学		●	地域枠	28名
三重大学	●		三重県地域医療枠	5名
		●	地域枠A	25名程度
		●	地域枠B	5名程度
滋賀医科大学		●	滋賀県枠	13名程度
神戸大学		●	地域特別枠	10名
鳥取大学	●		鳥取県枠	14名以内
	●		兵庫県枠	2名
	●		島根県枠	5名以内
	●		山口県枠	1名以内
		●	地域枠	5名以内
島根大学	●		県内定着枠	7名
		●	地域枠	10名以内
岡山大学		●	岡山県枠	7名
		●	鳥取県枠	1名
		●	広島県枠	2名
		●	兵庫県枠	2名
広島大学		●	ふるさと枠広島県コース	18名
		●	ふるさと枠岡山県コース	2名
山口大学		●	地域枠	15名以内
徳島大学		●	地域枠	最大17名
香川大学	●		地域医療推進枠	9名
		●	地域枠	10名程度
		●	県民医療推進枠	5名
愛媛大学		●	地域特別枠	20名
高知大学	●		地域枠	10名
		●	四国・瀬戸内地域枠	15名以内
佐賀大学		●	佐賀県枠	23名
		●	長崎県枠	1名
		●	佐賀県推薦入学	2名
長崎大学		●	地域医療枠	15名
		●	地域医療特別枠	6名
		●	佐賀県枠	2名
		●	宮崎県枠	2名
熊本大学		●	地域枠	5名
大分大学	－	－	AO地域枠	13名
宮崎大学		●	地域枠	10名
		●	地域特別枠	10名
琉球大学		●	地域枠	14名
		●	離島・北部枠	3名
札幌医科大学	●		北海道医療枠	55名
		●	地域枠	20名
福島県立医科大学	●		地域枠	20名程度
		●	県内推薦枠	12名程度
		●	県外推薦枠	7名程度
横浜市立大学	●		地域医療枠	20名
	●		神奈川県指定診療外科	5名
		●	地域医療枠	5名
名古屋市立大学		●	地域推薦枠	7名
京都府立医科大学		●	地域枠	7名
大阪市立大学	●		地域医療枠	10名
	●		大阪府指定医療枠	5名
奈良県立医科大学		●	地域枠	25名
和歌山県立医科大学	●		県民医療枠	15名
		●	一般枠（県内）	6名程度
		●	県民医療枠	5名程度
		●	地域医療枠	10名

〈出典：医系専門予備校メディカルラボ　最新受験情報2016〉

第2節 医師の現状

（編集・金川仁子）

1 参考資料① 「平成26年（２０１４）医師・歯科医師・薬剤師調査の概況」

厚生労働省「平成26年（２０１４）医師・歯科医師・薬剤師調査の概況（平成27年12月17日）」より抜粋

《調査の概要》抜粋

> 1 調査の目的
> この調査は、医師、歯科医師及び薬剤師について、性、年齢、業務の種別、従事場所及び診療科名（薬剤師を除く）等による分布を明らかにし、厚生労働行政の基礎資料を得ることを目的とするものであり、昭和57年までは毎年、同年以降は2年ごとに実施している。

①医師数の年次推移

平成26年12月31日現在における全国の届出「医師数」は31万1205人で、「男」は24万7701人（総数の79・6％）、「女」は6万3504人（同20・4％）となっている。

図表2－1　医師数の年次推移

		医師数（人）	増減率（%）	人口10万対（人）
昭和57年	(1982)	167 952	…	141.5
59	('84)	181 101	7.8	150.6
61	('86)	191 346	5.7	157.3
63	('88)	201 658	5.4	164.2
平成 2 年	('90)	211 797	5.0	171.3
4	('92)	219 704	3.7	176.5
6	('94)	230 519	4.9	184.4
8	('96)	240 908	4.5	191.4
10	('98)	248 611	3.2	196.6
12	(2000)	255 792	2.9	201.5
14	('02)	262 687	2.7	206.1
16	('04)	270 371	2.9	211.7
18	('06)	277 927	2.8	217.5
20	('08)	286 699	3.2	224.5
22	('10)	295 049	2.9	230.4
24	('12)	303 268	2.8	237.8
26	('14)	311 205	2.6	244.9

各年12月31日現在

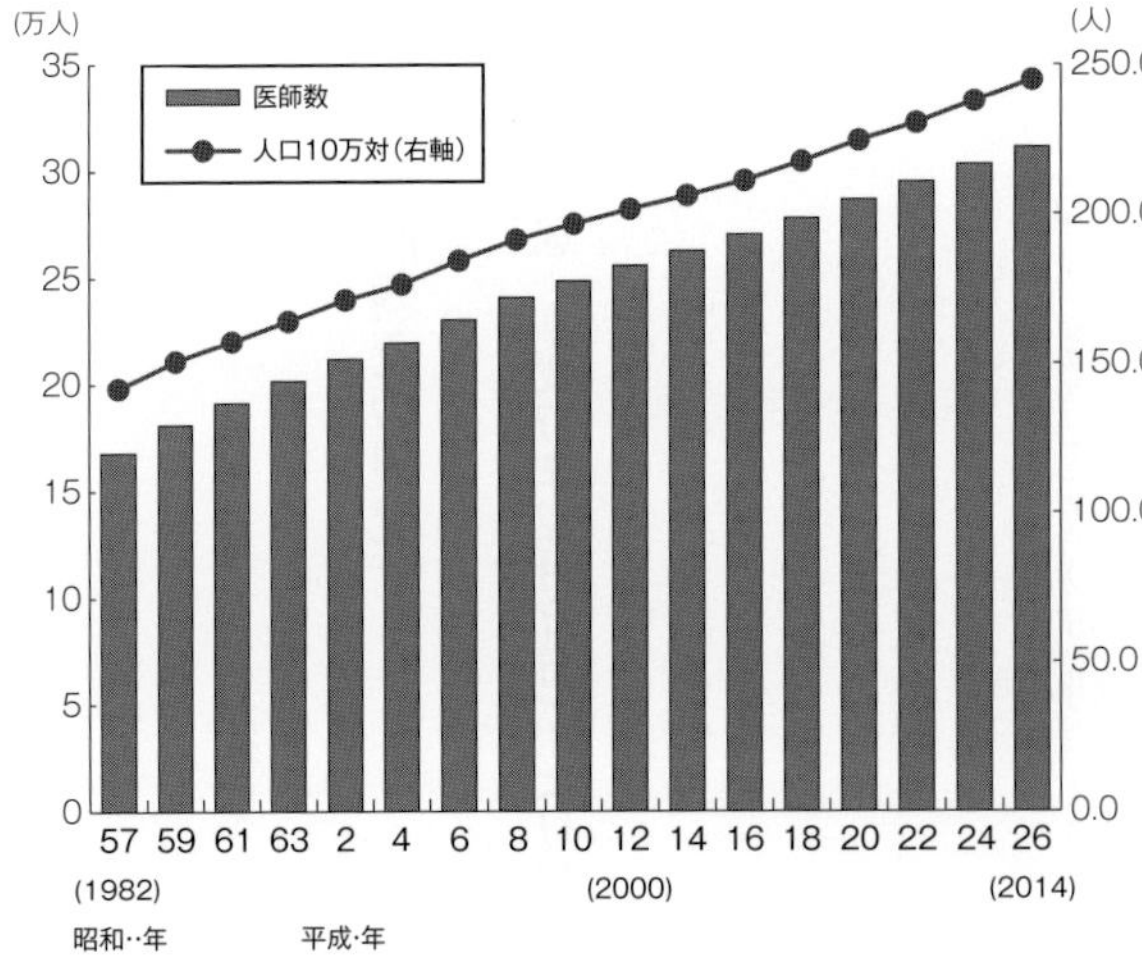

②施設・業務の種別にみた医師数

主に従事している施設・業務の種別をみると、「医療施設の従事者」は29万6845人（総数の95・4％）で、「介護老人保健施設の従事者」は3230人（同1・0％）で、「医療施設・介護老人保健施設以外の従事者」は8576人（同2・8％）である。

図表2－2　施設・業務の種別にみた医師数

各年12月31日現在

	平成26年（2014）		人口10万対（人）	
	医師数（人）	構成割合（%）	平成26年（2014）	増減数
総　　　　数[1]	311 205	100.0	244.9	7.1
男	247 701	79.6	194.9	3.8
女	63 504	20.4	50.0	3.2
医療施設の従事者	296 845	95.4	233.6	7.1
病院の従事者	194 961	62.6	153.4	5.7
病院（医育機関附属の病院を除く）の開設者又は法人の代表者	5 334	1.7	4.2	0.0
病院（医育機関附属の病院を除く）の勤務者	137 321	44.1	108.1	4.2
医育機関附属の病院の勤務者	52 306	16.8	41.2	1.7
臨床系の教官又は教員	28 064	9.0	22.1	0.9
臨床系の大学院生	5 770	1.9	4.5	0.3
臨床系の勤務医	18 472	5.9	14.5	0.4
診療所の従事者	101 884	32.7	80.2	1.4
診療所の開設者又は法人の代表者	72 074	23.2	56.7	0.1
診療所の勤務者	29 810	9.6	23.5	1.2
介護老人保健施設の従事者	3 230	1.0	2.5	0.0
介護老人保健施設の開設者又は法人の代表者	364	0.1	0.3	0.0
介護老人保健施設の勤務者	2 866	0.9	2.3	0.1
医療施設・介護老人保健施設以外の従事者	8 576	2.8	6.7	△ 0.1
医育機関の臨床系以外の大学院生	561	0.2	0.4	0.0
医育機関の臨床系以外の勤務者	2 972	1.0	2.3	△ 0.1
医育機関以外の教育機関又は研究機関の勤務者	1 466	0.5	1.2	0.0
行政機関・産業医・保健衛生業務の従事者	3 577	1.1	2.8	0.0
行政機関の従事者	1 661	0.5	1.3	0.0
産業医	994	0.3	0.8	0.1
保健衛生業務の従事者[2]	922	0.3	0.7	0.0
その他の者	2 554	0.8	2.0	0.0
その他の業務の従事者	704	0.2	0.6	0.1
無職の者	1 850	0.6	1.5	△ 0.1

注：1）「総数」には、「施設・業務の種別」の不詳を含む。
2）「保健衛生業務の従事者」とは、「行政機関の従事者」・「産業医」以外の保健衛生業務の従事者（社会保険診療報酬支払基金、血液センター、生命保険会社（嘱託医）等の保健衛生業務に従事している者）である。

③性・年齢階級別にみた医師数

医療施設（病院・診療所）に従事する医師を性別にみると、「男」は23万６３５０人で、「女」は６万４９５人である。

年齢階級別にみると、「40～49歳」が６万７８８０人（22・９％）と最も多く、次いで「50～59歳」が６万７８１５人（22・８％）、「30～39歳」が６万４９４２人（21・９％）となっている。

また、男女の構成割合を年齢階級別にみると、すべての年齢階級で「男」の占める割合が多くなっているが、「女」の割合は、年齢階級が低くなるほど高く、「29歳以下」では34・８％となっている。

図表2－3　性・年齢階級別にみた医療施設に従事する医師数

各年12月31日現在

			総数	29歳以下	30～39歳	40～49歳	50～59歳	60～69歳	70歳以上
医師数（人）	平成26年（2014）	総数	296 845	26 351	64 942	67 880	67 815	43 132	26 725
		男	236 350	17 186	44 750	52 933	58 395	38 853	24 233
		女	60 495	9 165	20 192	14 947	9 420	4 279	2 492
構成割合（％）	性別・年齢階級	総数	100.0	8.9	21.9	22.9	22.8	14.5	9.0
		男	79.6	5.8	15.1	17.8	19.7	13.1	8.2
		女	20.4	3.1	6.8	5.0	3.2	1.4	0.8
	性別	総数	100.0	100.0	100.0	100.0	100.0	100.0	100.0
		男	79.6	65.2	68.9	78.0	86.1	90.1	90.7
		女	20.4	34.8	31.1	22.0	13.9	9.9	9.3

④施設の種別にみた医師数の推移

施設の種別にみると、「病院（医育機関附属の病院を除く）」が14万2655人と最も多く、「診療所」が10万1884人、「医育機関附属の病院」が5万2306人となっており、これを年次推移でみても、昭和61年以降「病院（医育機関附属の病院を除く）」が最も多い。

図表2－4　施設の種別にみた医療施設に従事する医師数の年次推移

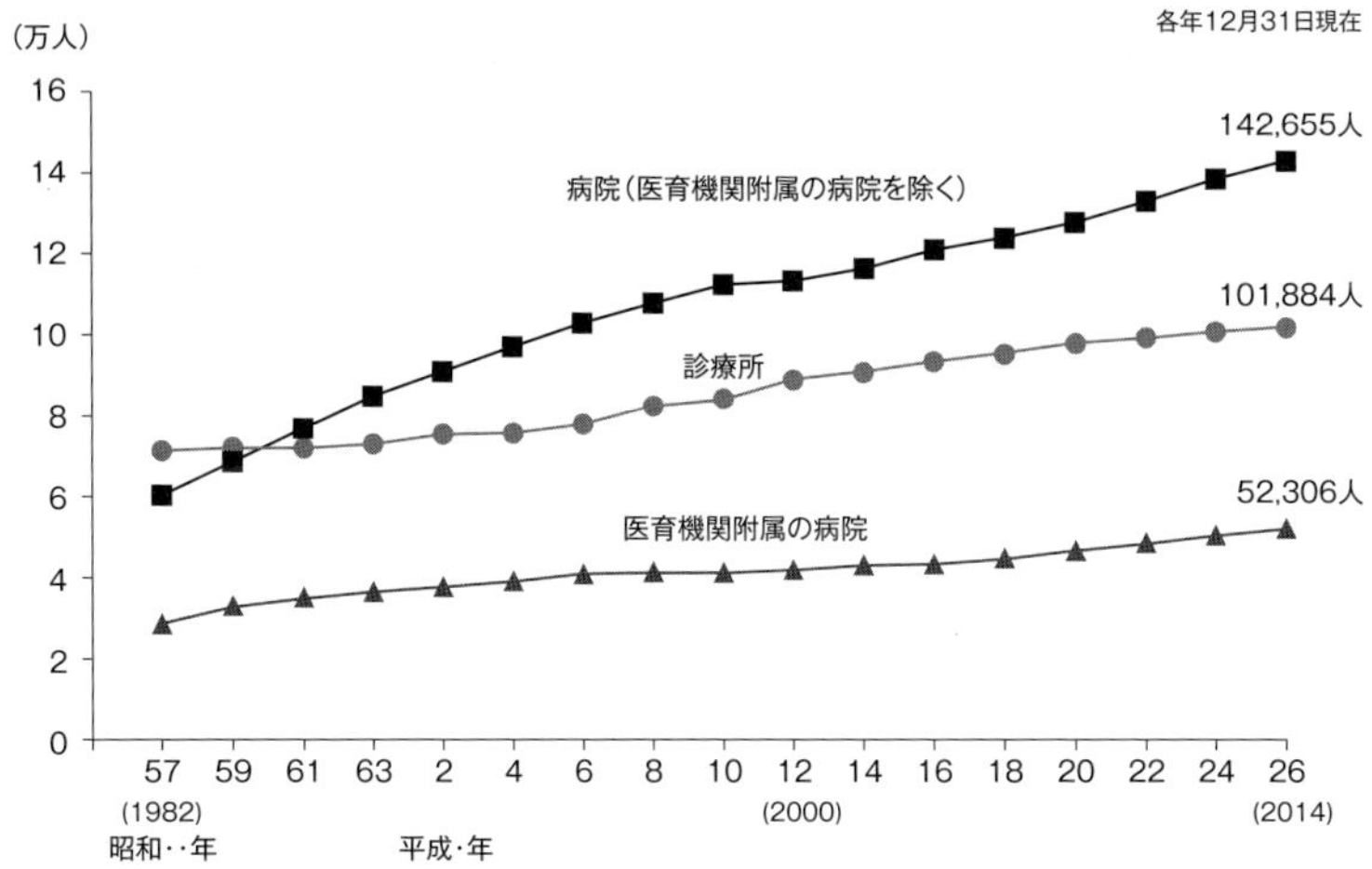

⑤年齢階級・施設の種別にみた医師数と平均年齢

施設の種別に年齢階級をみると、「病院（医育機関附属の病院を除く）」および「医育機関附属の病院」では「30～39歳」が最も多く、「診療所」では「50～59歳」が最も多い。

平均年齢をみると、「病院（医育機関附属の病院を除く）」では46・2歳、「医育機関附属の病院」38・7歳、「診療所」59・2歳となっている。

平均年齢の年次推移をみると、病院では上昇傾向が続いている。また、診療所では平成22年から引き続き上昇している。

図表2－5－1　年齢階級・施設の種別にみた医療施設に従事する医師数および施設の種別医師の平均年齢

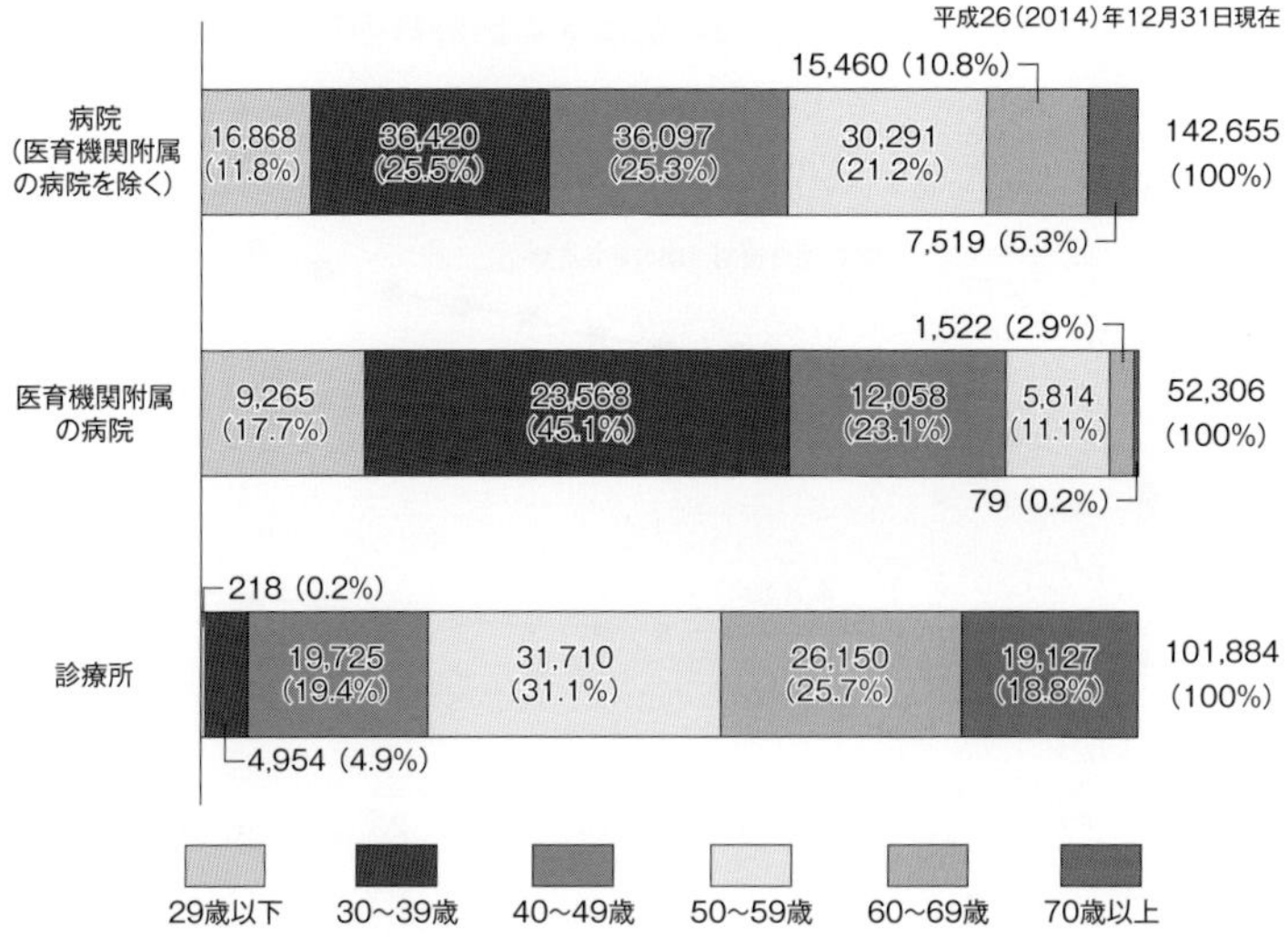

図表2−5−2　年齢階級別にみた病院に従事する医師数および平均年齢の年次推移

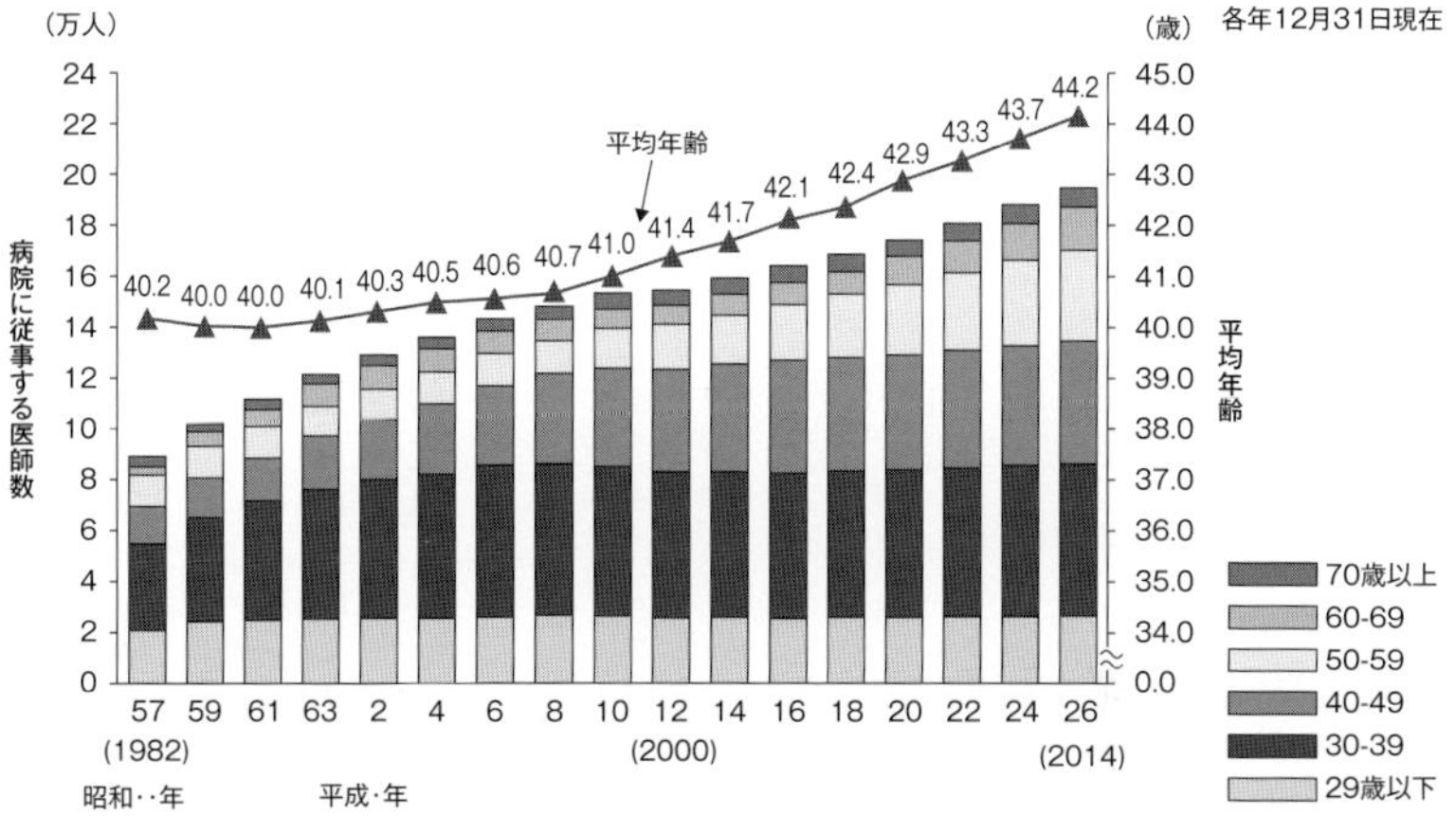

図表2−5−3　年齢階級別にみた診療所に従事する医師数および平均年齢の年次推移

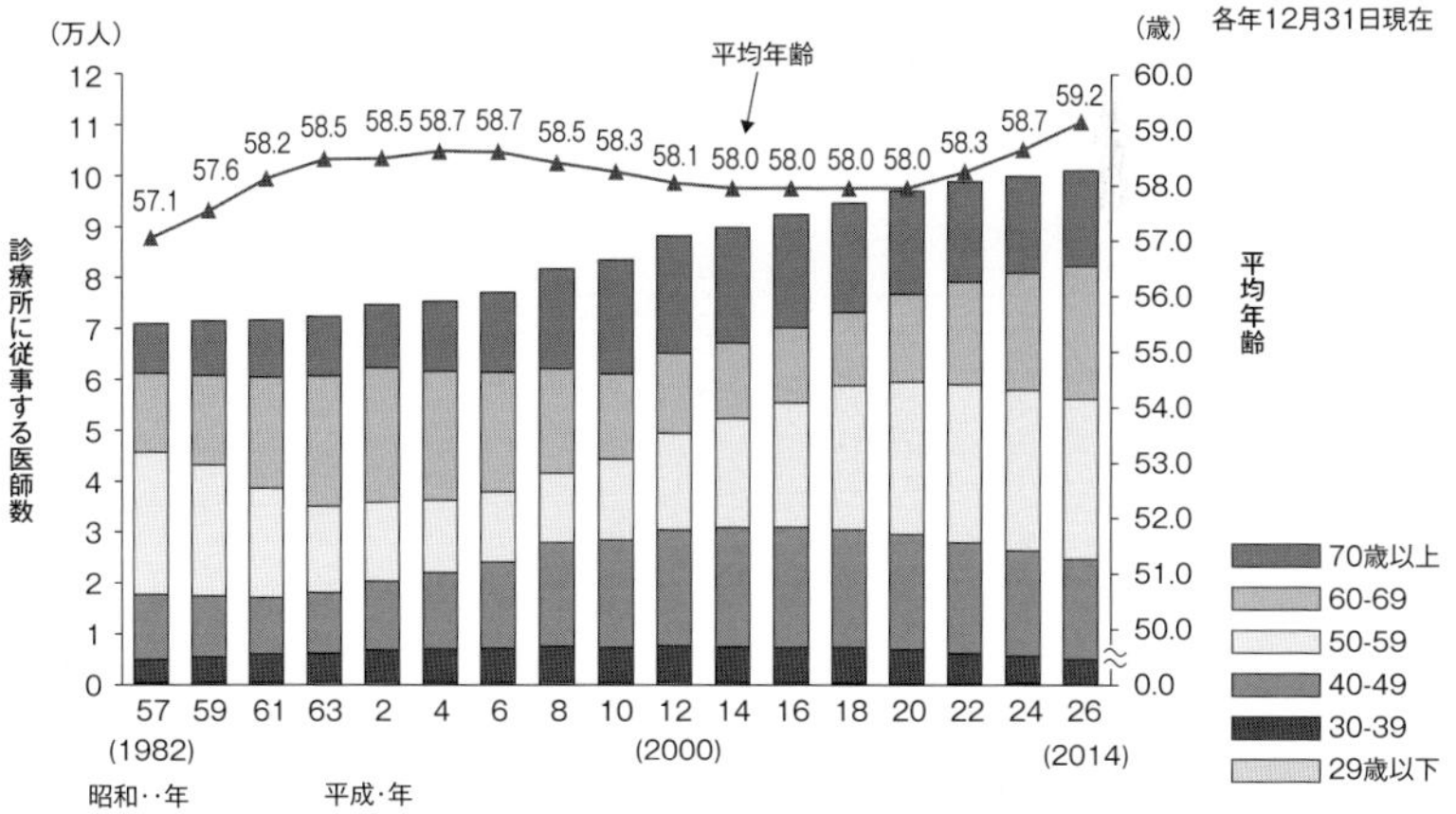

⑥主たる診療科別にみた医師数と平均年齢

診療科別にみると、「1内科」が6万1317人（20・7%）と最も多く、次いで「25整形外科」が2万996人（7・1%）、「13小児科」が1万6758人（5・6%）となっている。

平均年齢をみると、「1内科」「23肛門外科」が57・6歳と最も高く、「40臨床研修医」を除くと「39救急科」が40・7歳と低くなっている。

図表2－6　主たる診療科別にみた医療施設に従事する医師数および平均年齢

平成26（2014）年12月31日現在

		医療施設に従事する医師数（人）	構成割合（%）	平均年齢（歳）
			総数	
	総数	296 845	100.0	49.3
1	内科	61 317	20.7	57.6
2	呼吸器内科	5 555	1.9	43.7
3	循環器内科	11 992	4.0	45.1
4	消化器内科（胃腸内科）	13 805	4.7	45.9
5	腎臓内科	3 929	1.3	42.8
6	神経内科	4 657	1.6	45.4
7	糖尿病内科（代謝内科）	4 446	1.5	44.1
8	血液内科	2 534	0.9	43.1
9	皮膚科	8 850	3.0	50.2
10	アレルギー科	185	0.1	53.8
11	リウマチ科	1 422	0.5	43.9
12	感染症内科	443	0.1	42.4
13	小児科	16 758	5.6	49.8
14	精神科	15 187	5.1	51.1
15	心療内科	903	0.3	54.5
16	外科	15 383	5.2	52.2
17	呼吸器外科	1 772	0.6	44.3
18	心臓血管外科	3 048	1.0	45.0
19	乳腺外科	1 622	0.5	46.7
20	気管食道外科	79	0.0	43.4
21	消化器外科（胃腸外科）	4 934	1.7	45.8
22	泌尿器科	6 837	2.3	48.9
23	肛門外科	432	0.1	57.6
24	脳神経外科	7 147	2.4	48.9
25	整形外科	20 996	7.1	50.6
26	形成外科	2 377	0.8	42.9
27	美容外科	497	0.2	45.6
28	眼科	12 938	4.4	51.1
29	耳鼻いんこう科	9 211	3.1	51.9
30	小児外科	773	0.3	44.2
31	産婦人科	10 575	3.6	50.3
32	産科	510	0.2	45.5
33	婦人科	1 803	0.6	56.5
34	リハビリテーション科	2 301	0.8	53.3
35	放射線科	6 169	2.1	45.4
36	麻酔科	8 625	2.9	43.5
37	病理診断科	1 766	0.6	49.2
38	臨床検査科	555	0.2	55.6
39	救急科	3 011	1.0	40.7
40	臨床研修医	15 340	5.2	27.9
41	全科	179	0.1	50.1
42	その他	4 640	1.6	49.4
43	不詳	1 342	0.5	56.1

注：複数の診療科に従事している場合の主として従事する診療科と、1診療科のみに従事している場合の診療科である。

⑦主たる診療科別にみた医師数の年次推移

「小児科」と「産婦人科・産科」および「外科」の医師数をみると、「小児科」は1万6758人となっており、「産婦人科・産科」は1万1085人（そのうち「産婦人科」は1万575人、「産科」は510人）となっている。また、「外科」は2万8043人となっている。

図表2−7　主たる診療科別医師数の年次推移

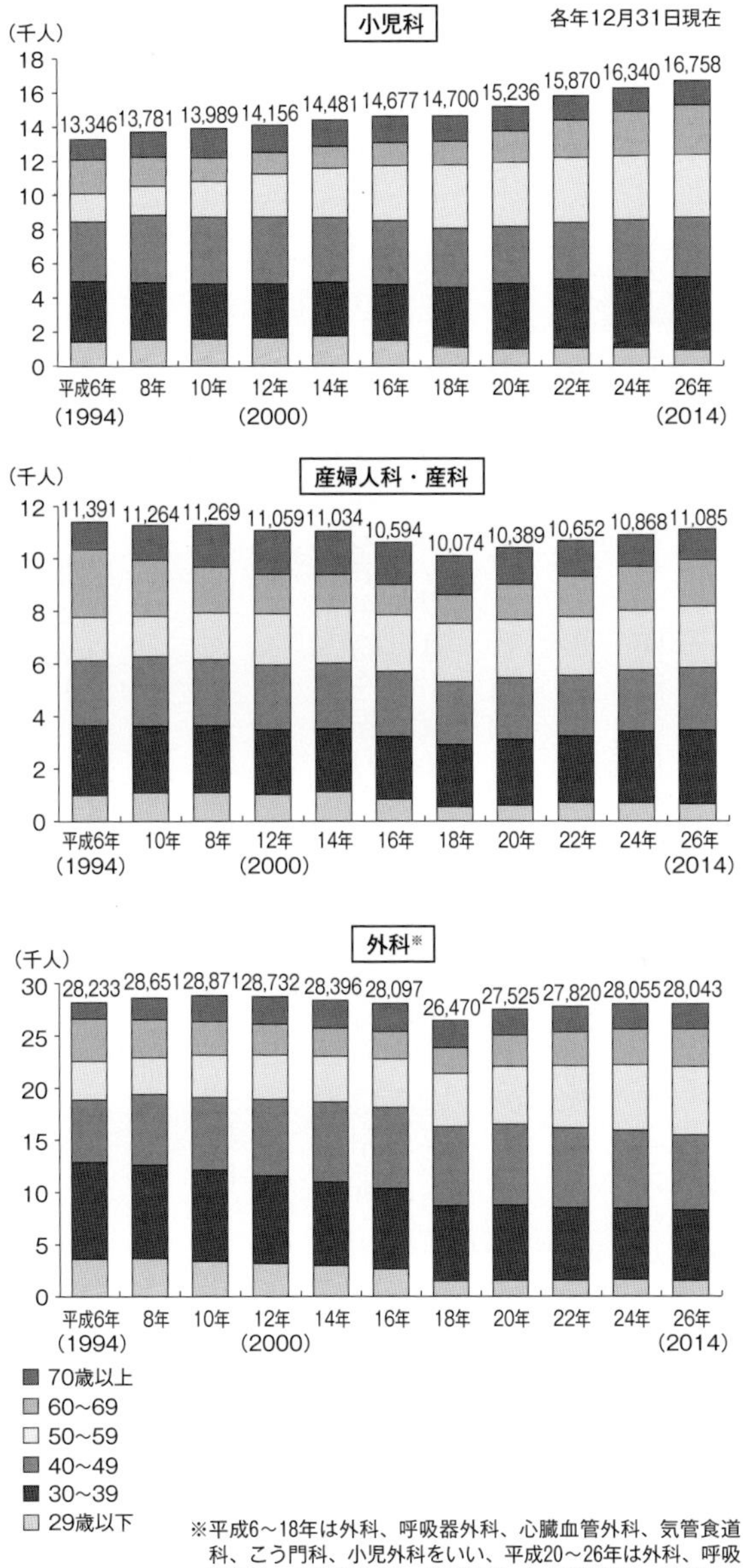

※平成6〜18年は外科、呼吸器外科、心臓血管外科、気管食道科、こう門科、小児外科をいい、平成20〜26年は外科、呼吸器外科、心臓血管外科、乳腺外科、気管食道外科、消化器外科(胃腸外科)、肛門外科、小児外科をいう。

⑧都道府県（従業地）・主たる診療科・専門性資格別にみた人口10万対医師数

医療施設に従事する人口10万対医師数の全国平均は２３３・６人である。これを都道府県（従業地）別にみると、京都府が３０７・９人と最も多く、次いで東京都３０４・５人、徳島県３０３・３人となっており、埼玉県が１５２・８人と最も少なく、次いで、茨城県１６９・６人、千葉県１８２・９人となっている。

さらに、平成12（２０００）年の同調査を振り返ると、上位３県は京都・東京・徳島、下位３県は埼玉・茨城・千葉であり、ランキングは平成26（２０１４）年とほぼ変化していない。また、これらの上位と下位３県の医師数はいずれも増加しているものの、その一方で上位・下位県の平均値の差は、大きくなっている。すなわち、平成12年の上下位３県の開きが１２２人であったものが平成26年には１３６人とより大きくなり、医師の偏在は拡大していると考えられる。

図表２-８-１ 都道府県（従業地）別にみた医療施設に従事する人口10万対医師数

上位・下位３県の人口10万対医師数と格差

		平成12（2000年）		平成20年（2008年）		平成26年（2014年）	
	全国平均	192人		213人		234人	
			平均		平均		平均
上位３県	京都	252	252人	279	278人	308	305人
	東京	253		277		305	
	徳島	250		278		303	
下位３県	埼玉	117	130人	140	152人	153	169人
	茨城	135		154		170	
	千葉	136		161		183	
	格差（人）		122人		126人		136人

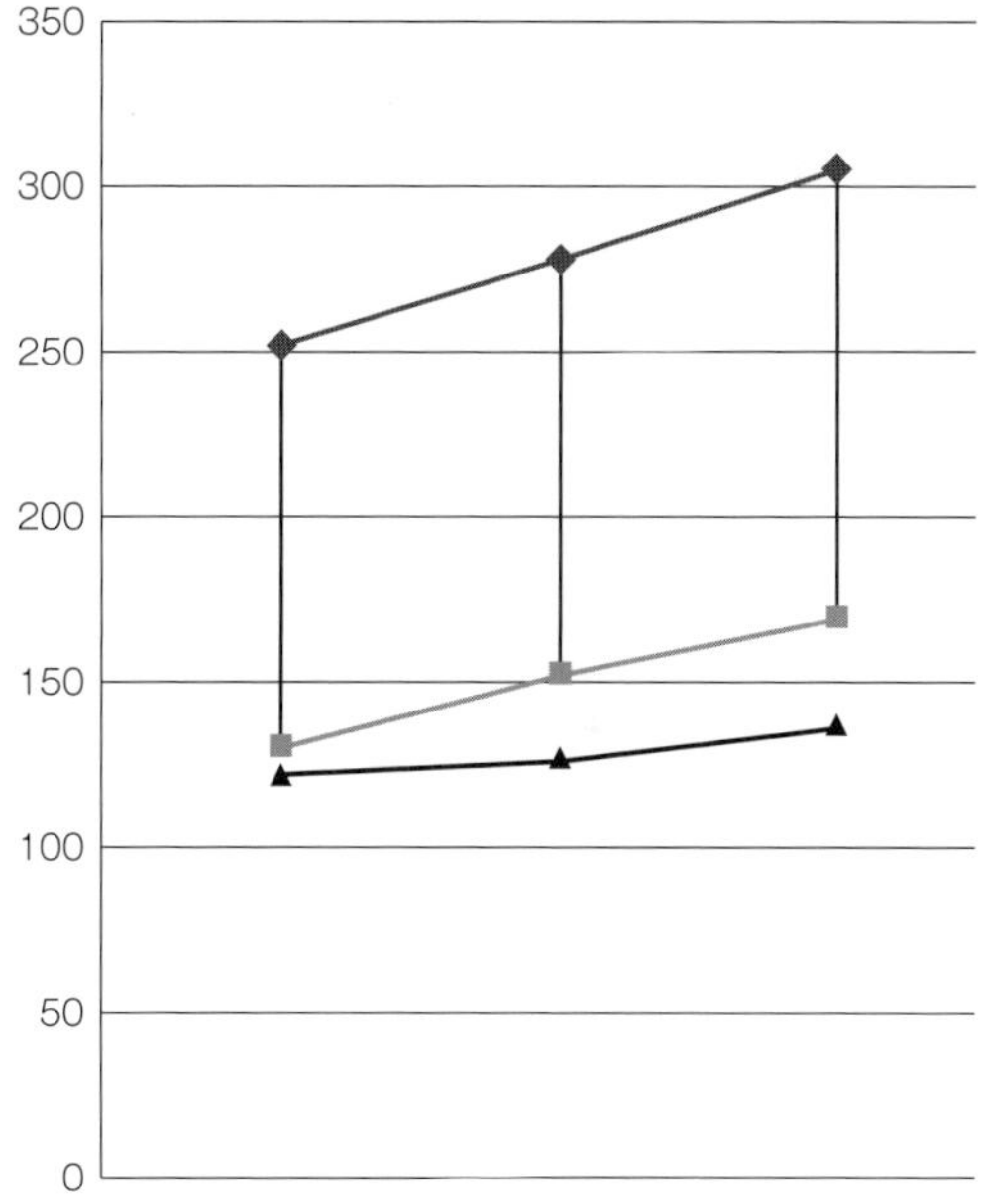

	平成 12 年	平成 20 年	平成 26 年
上位３県平均	252	278	305
下位３県平均	130	152	169
格差	122	126	136

図表2－8－2　都道府県（従業地）別にみた医師
施設に従事する人口10万対医師数

平成 26（2014）年 12 月 31 日現在

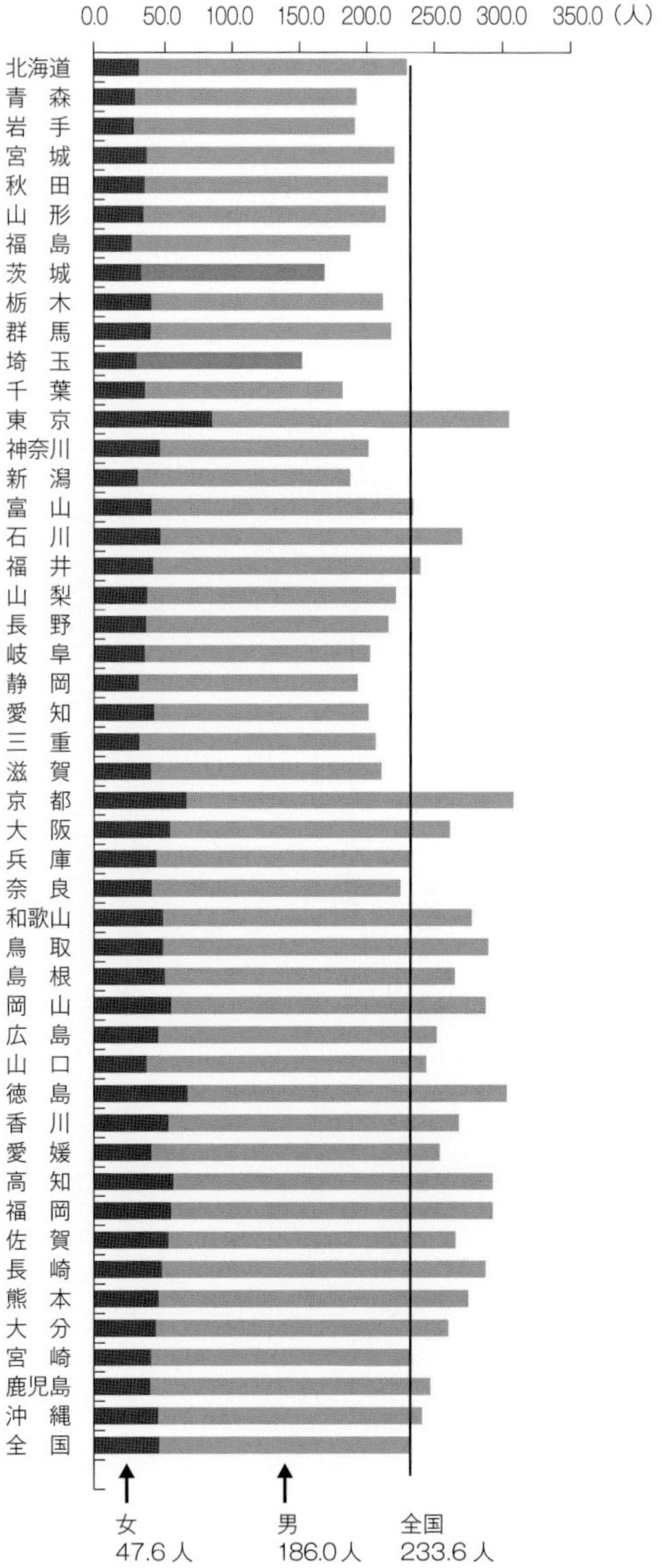

《小児科・小児科専門医》

「小児科」の医師数を都道府県（従業地）別にみると、東京都が153・4人と最も多く、茨城県が75・3人と最も少ない。

また、専門性資格の「小児科専門医」は、鳥取県が132・0人と最も多く、茨城県が47・6人と最も少ない。

図表2−8−3　都道府県（従業地）、主たる診療科（小児科）・専門性資格（小児科専門医）別にみた医療施設に従事する人口10万対医師数

平成26（2014）年12月31日現在

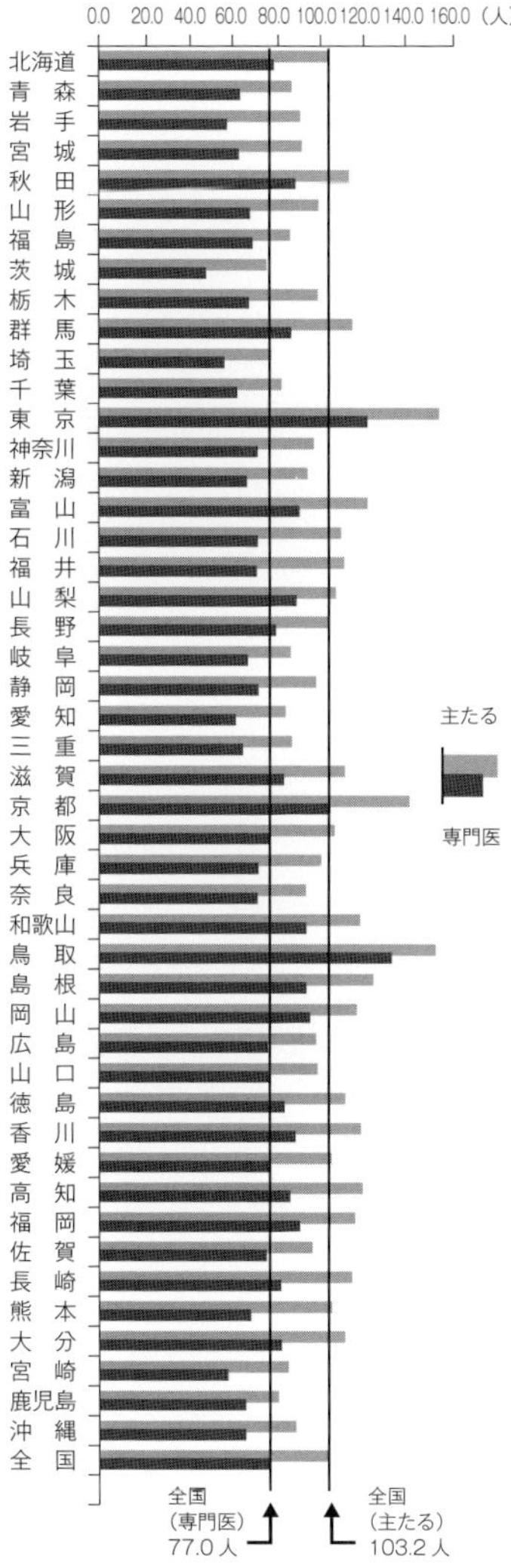

《産婦人科・産科・産婦人科専門医》

「産婦人科・産科」の医師数を都道府県（従業地）別にみると、長崎県が57・0人と最も多く、埼玉県が28・4人と最も少ない。

また、専門性資格の「産婦人科専門医」は、鳥取県が57・1人と最も多く、埼玉県が26・8人と最も少ない。

図表2−8−4　都道府県（従業地）、主たる診療科（産婦人科・産科）・専門性資格（産婦人科専門医）別にみた医療施設に従事する人口10万対医師数

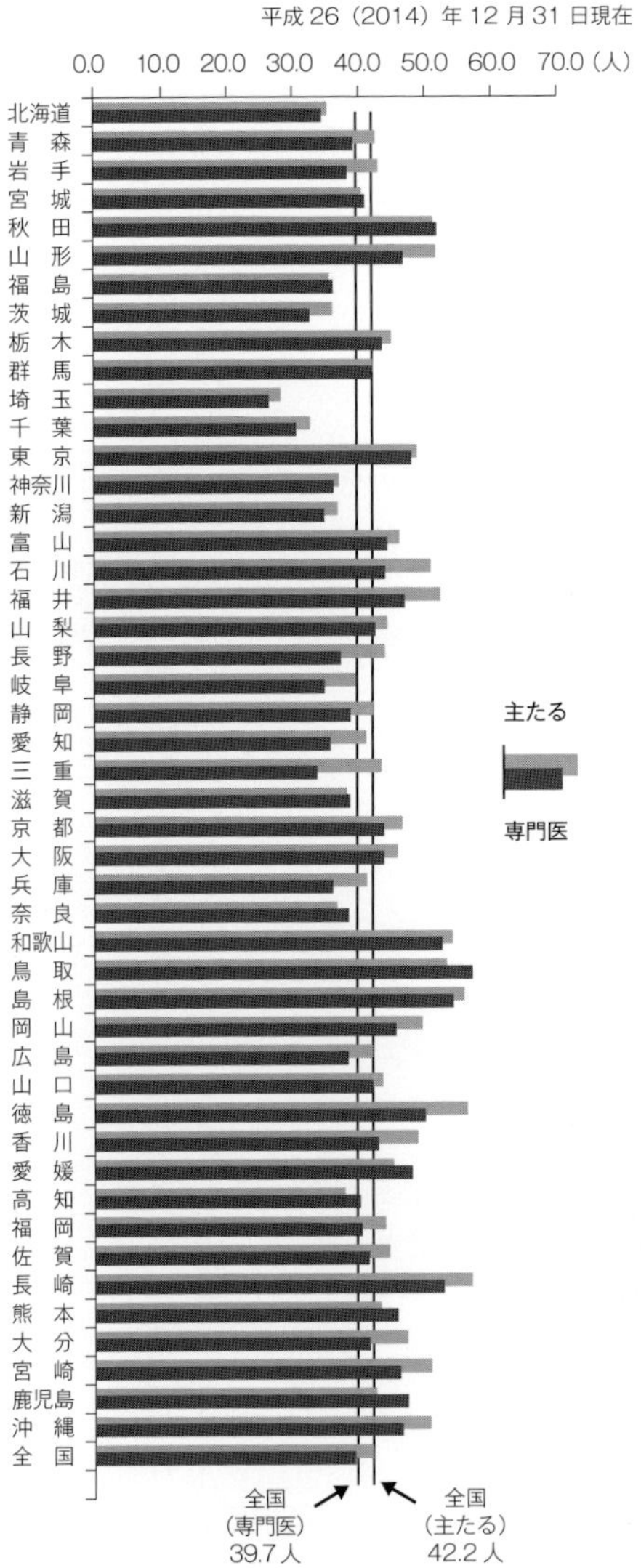

《外科・外科の専門医》

「外科」の医師数を都道府県（従業地）別にみると、長崎県が32・5人と最も多く、埼玉県が13・9人と最も少ない。

また、専門性資格の「外科の専門医」は、京都府が23・7人と最も多く、埼玉県が11・6人と最も少ない。

図表２−８−５　都道府県（従業地）、主たる診療科（外科※1）・専門性資格（外科の専門医※2）別にみた医療施設に従事する人口10万対医師数

平成26（2014）年12月31日現在

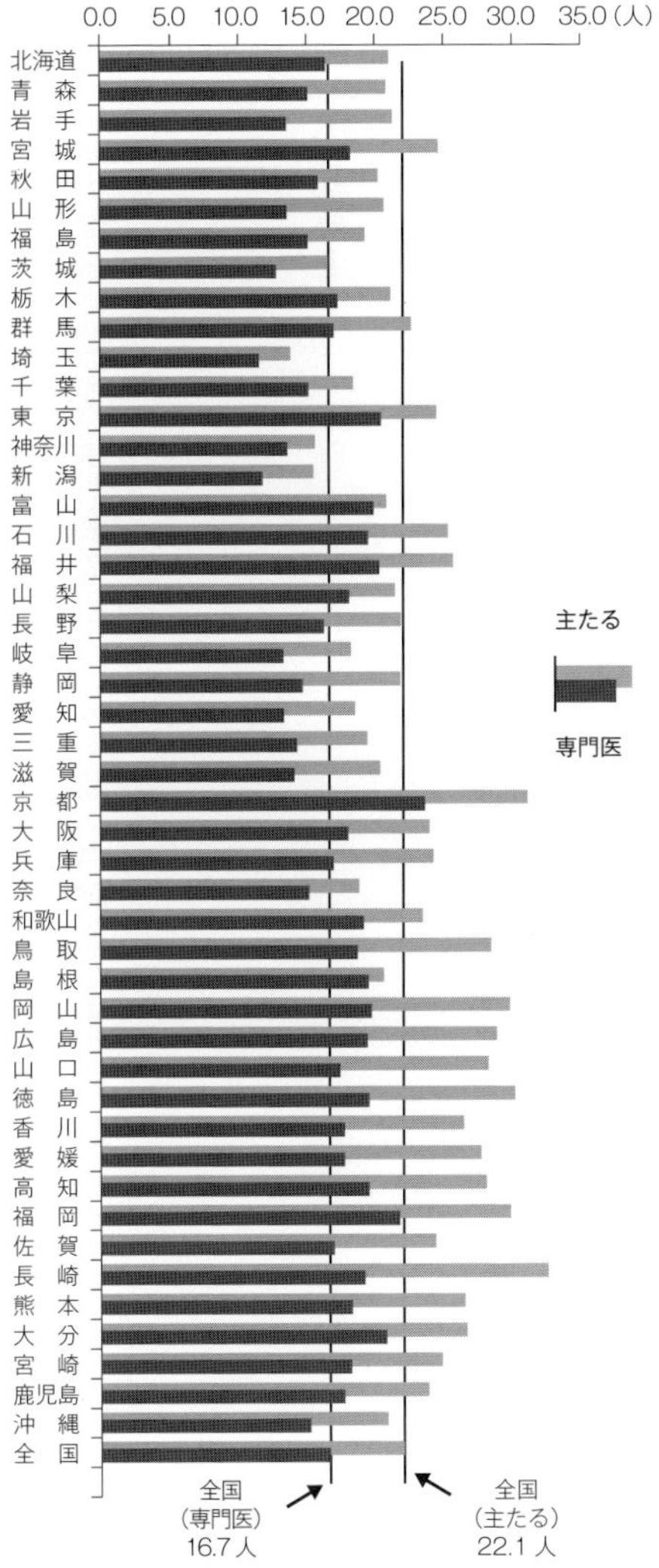

※1：外科、呼吸器外科、心臓血管外科、乳腺外科、気管食道外科、消化器外科（胃腸外科）、肛門外科、小児外科をいう。

※2：外科専門医、呼吸器外科専門医、心臓血管外科専門医、消化器外科専門医、小児外科専門医のうちいずれかを取得している医師をいう（例：外科専門医と呼吸器外科専門医を取得している医師は１人として集計）。

2　参考資料②　「医療従事者の需給に関する検討会医師需給分科会　中間取りまとめ（案）補足資料」

厚生労働省「医療従事者の需給に関する検討会医師需給分科会　中間取りまとめ（案）補足資料（平成28年5月19日）」より抜粋

①医籍登録後年数別の就業率

医師の就業率は、医籍登録後35年（推定年齢60歳）を経過したころから減衰を始め、約50年後（推定年齢約75歳）に半減している。また、女性医師は、登録後12年（推定年齢約38歳）の間に就業率は最低値73・4％まで低下し、その後は緩やかに増加して登録の約30年後（推定年齢約55歳）にピークに達する。さらに、医籍登録から約60年（推定年齢85歳）を経過した時点でも、男性医師の約2割、女性医師の約1割強がなお医籍登録されている。

②医師の需給推計

医師需給は、中位推計では２０２４（平成36）年ごろに、上位推計では２０３３（平成45）年ごろに均衡すると考えられる。なお、需給が均衡した後に、将来人口の減少により医師の需要は減少

図表2−9　医籍登録後年数別の就業率

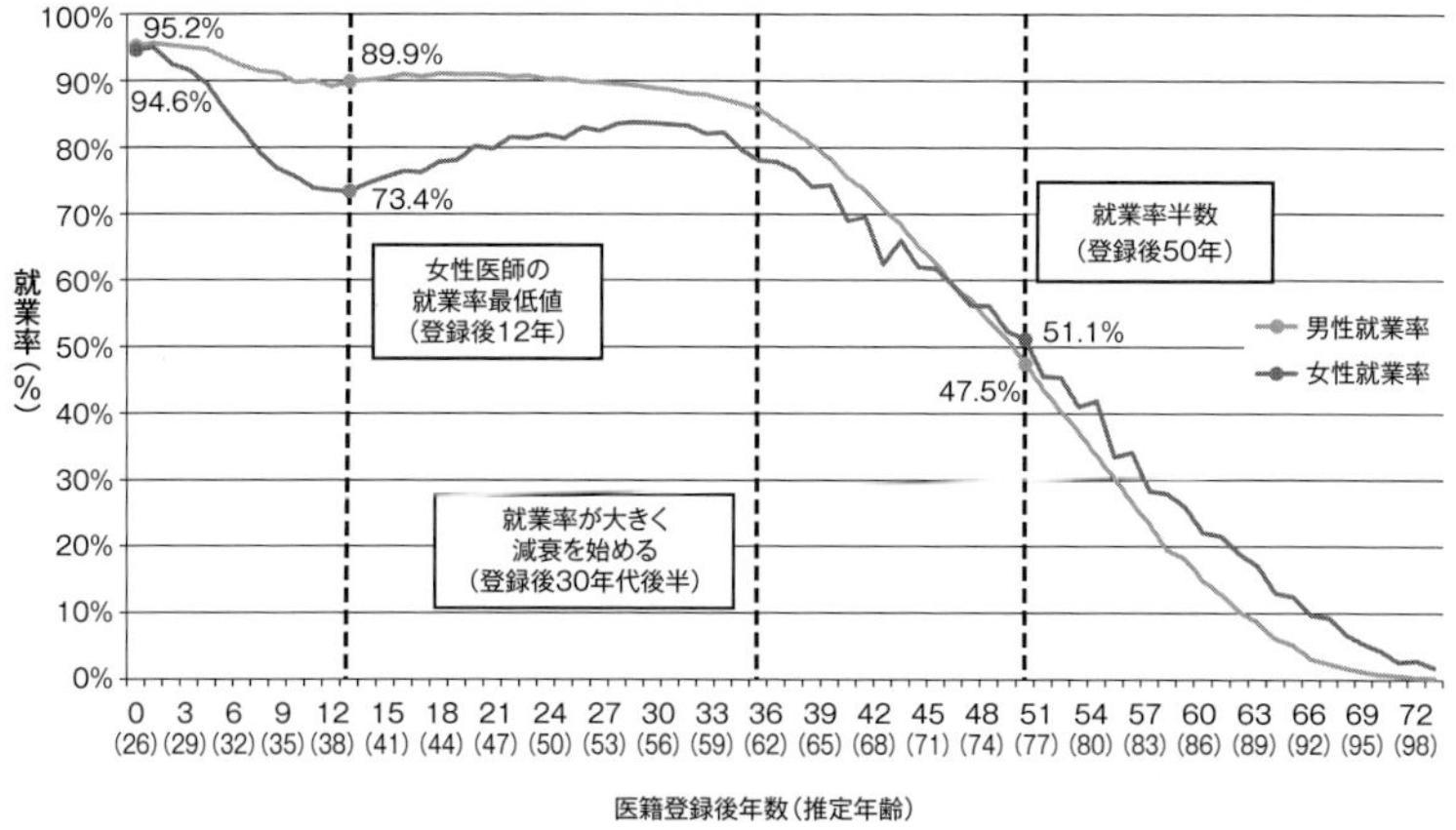

図表2−10　医師の需給推計

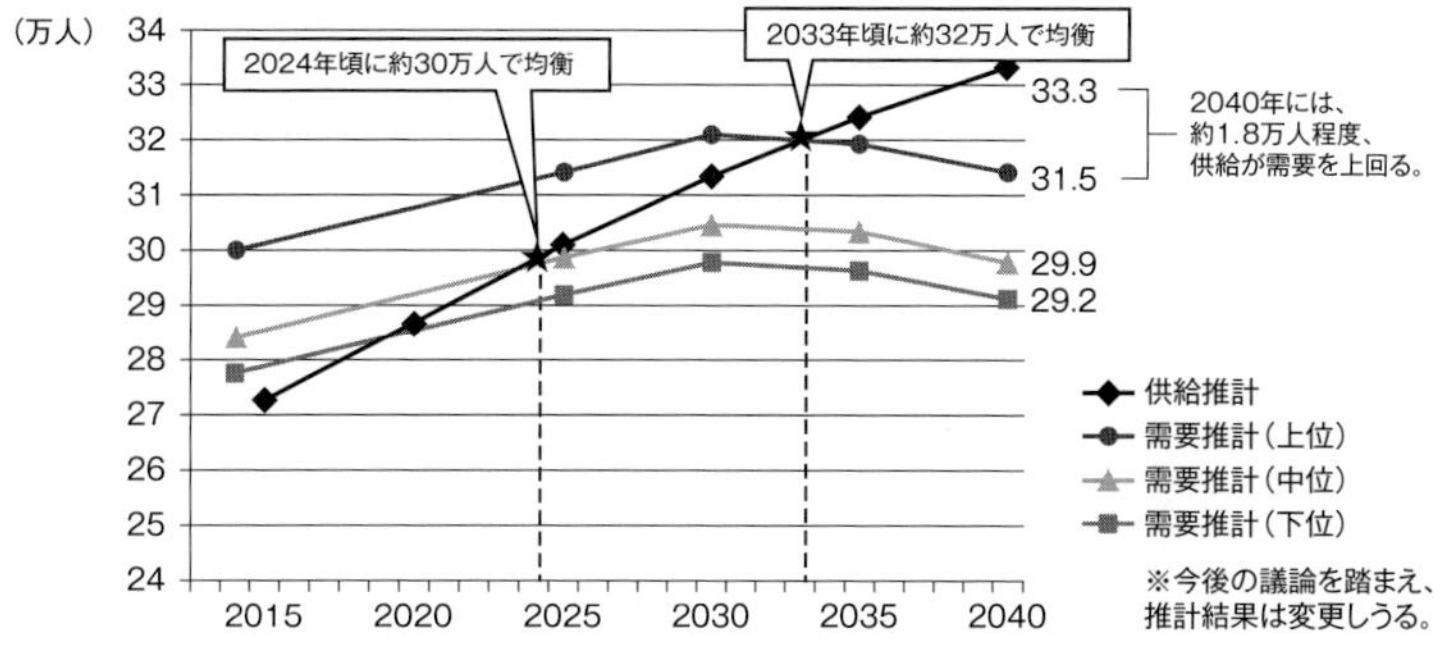

すると考えられ、２０４０（平成52）年には約１・８万人程度、供給が需要を上回ると推計される。

※女性医師、高齢医師、研修医については、それぞれの働き方を考慮し、30~50歳代の男性医師を１とした場合に、女性医師０・８、高齢医師０・８、研修医１年目０・３、研修医２年目０・５として推計している。

第3節 医学部受験者の実情

（取材・小川陽子）

1 日本の教育システムを世界標準に

タイムズの情報誌『タイムズ・ハイアー・エデュケーション』の世界大学ランキング２０１６～２０１７年によると、東京大学は39位、京都大学が91位であり、上位20校をほぼ欧米の大学が占めており、日本の大学のランキングは総じて低い。

ただし、このランキングを見る場合、教育レベルの問題だけでなく、学問体系が日本と欧米では異なる点も考慮しなければならない。例えば、日本では、経済学や心理学は文系とされ、文学部の中に心理学科がある場合もある。そもそも日本の教育システムが世界標準である欧米諸国と異なるため、比較しようにも比較ができないという問題がある。日本という国家と民族が、もし現状のまま鎖国をしていけるなら、あえて国際的な教育は必要ないのだろう。しかし、世界標準は急速に進められ、ハーバード大学やＭＩＴ（マサチューセッツ工科大学）、あるいは日本の京都大学でも、授業内容をインターネットで公開する取り組みをはじめている。大学で得られる知識や情報、あらゆるコンテンツを世界的に誰もが共有できる時代となった今、医学教育はもちろん、日本の教育システムはよい部分を残しながらも、世界標準にそろえていく必要があるだろう。

図表3−1 「タイムズ・ハイアー・エデュケーション」世界大学ランキング 2016-2017年

順位	大学名	国名
1	オックスフォード大学	イギリス
2	カリフォルニア工科大学	アメリカ
3	スタンフォード大学	アメリカ
4	ケンブリッジ大学	イギリス
5	マサチューセッツ工科大学	アメリカ
6	ハーバード大学	アメリカ
7	プリンストン大学	アメリカ
8	インペリアル・カレッジ・ロンドン	イギリス
9	スイス連邦工科大学チューリッヒ校	スイス
10	カリフォルニア大学バークレイ校	アメリカ
11	シカゴ大学	アメリカ
12	イェール大学	アメリカ
13	ペンシルバニア大学	アメリカ
14	カリフォルニア大学ロサンゼルス校	アメリカ
15	ユニバーシティ・カレッジ・ロンドン	イギリス
16	コロンビア大学	アメリカ
17	ジョン・ホプキンス大学	アメリカ
18	デューク大学	アメリカ
19	コーネル大学	アメリカ
20	ノースウェスタン大学	アメリカ
24	シンガポール国立大学	シンガポール
29	北京大学	中国
35	精華大学	中国
39	東京大学	日本
43	香港大学	香港
49	香港工科大学	香港
54	南洋工科大学	シンガポール
72	ソウル国立大学	韓国
76	香港中文大学	香港
89	KAIST 韓国科学技術院	韓国
91	京都大学	日本

2　オリンピック選手やアルピニスト同様に難関な医学部入試

「医学部進学フォーラム２０１６」が7月17日（日）に東京秋葉原ＵＤＸギャラリーで開催された。全国の国公私立大学医学部や医学部専門予備校などが集まる大イベントである。医学部志望の中高生、保護者向けの個別相談会や講演会、セミナーなどが実施され、いずれも盛況であった。入試分析セミナーでは、代々木ゼミナールの入試情報部部長の加藤広行氏が、「一日でも早い準備が大切だ」と話した。２０１６年度の志願倍率は、受験校数が限られる国公立で6・7倍、私立で36・5倍に達しており、医学部入試は難関である。小学生のうちからさまざまなことに興味を持ち、高校2年まで知識や経験を増やすこと、また自分の意見を大人に説明する訓練は記述力を養い、面接対策にも効果的だという。オリンピック出場やエベレスト登頂に匹敵する難度の医学部受験を勝ち抜くために大切なことは、①医師になりたい理由を明確にする、②一日でも早く準備を始める、③知ること、学ぶことを好きになる、④心を定めて初志貫徹する――である。

3　医学部受験についてのインタビュー

医学部を目指す高校3年の子供を持つ母親2人に訊いた。

◇母親Ａさん

ご主人は金融関係に勤めるサラリーマン。Ａさんの実家は地方で病院を経営している。息子さんが医学部を目指したのは本人の意志。家族は進学先の大学について口を出さない。医学部受験の講座に参加すると、「どうしてこれほど多くの人が医学部を目指すのか不思議だ」と本人が話していたという。

医師の仕事を見て育ったＡさんは、「医師は志がないと、もたない仕事だと思う」と話す。息子さんは、舌がんの治療に志す価値があると医学部を目指している。

国際的な新しい医学教育について伺うと、次のように話した。

「私は基本的に保守的な考え方で育てられた。今はなんでも国際化といわれるが、グローバルという意味では、私にとって地方も違う世界。つまり、海外だけではなく、国内の地域医療に可能性を感じることもできるはずです」

◇母親Ｂさん

ご主人はサラリーマン。Ｂさんは専業主婦をしている。

息子さんは、高校3年で医学部の受験を選択をした。理由は、重複障害をもつ兄弟がいて救急車で運ばれたことや、リハビリのため通院に付き添った経験から、次第に医療の現場に身を置きたいという思いが明確になり、研究医を志しているという。

研究医を目指していた息子さんが、たびたび医学部説明会に足を運んでみると、臨床医という選択もあることがわかった。診療のかたわら研究を続ける医師も多く、自分の専門とする診療科の学会に入れば、臨床に役立つ研究成果を発表することもできる。

Bさんに国際的な新しい医学教育について伺うと、息子さんは、「国際的な教育は興味深い。ただ、研究医を目指すとなると心許ない印象だ」といっていたという。また、千葉県成田市という立地では、通学ではなく、近所に住居を用意する必要があり、他校と比較すれば学費は安価ではあるが、サラリーマンの家庭では住居費まで賄うことが負担であると感じている。

相変わらず医学部説明会に多くの人が殺到する。しかし、息子さんに動揺はなく、倍率の高さについても、「自分がしっかりと学力の維持ができていれば問題はない」と強い意志を示す。

Bさんに医学部に合格しなかった場合について訊いた。

「医学部受験は、長い人生のたった1、2年のことだから、本人の希望通りに見守ってあげたい。もちろん合格すればうれしいが、たとえ不合格であっても、その体験がこの先の人生に役に立つはずだと思っています」

高校2年までは理工系だった息子さんは、福祉ロボットの研究も視野に入れている。

4 インターナショナル・コミュニティ

「真の国際人」には、日本人という確固たるアイデンティティをもつことが求められる。

医学教育の国際化の大きなポイントは、各国の留学生がいるインターナショナル・コミュニティでもまれ、互いが自身のアイデンティティを確立していくことである。それが、この新しい医学部で叶うのであれば、グローバルな人材教育が、「真の日本人」を育てる機会になるのかもしれない。

第4節　歯学・薬学・看護教育の現状

（編集・渡辺美佐緒）

医療界では医学教育だけでなく、歯学、薬学、看護教育についても、それぞれ課題を抱え、教育改革、認証評価制度の構築、質の保証が迫られている。資料を中心に問題点を整理する。

1　歯学教育について

歯学教育は、在宅医療、地域包括ケアの重要性から、歯科医の増員、質の向上を目指す教育改革が行われた。歯学教育認定評価の仕組みも始まり、２０１６年度用評価基準トライアルが作られた。国際的な枠組みの中で教育の質の担保を進めているが、歯科医師の過剰問題が浮上、地域包括ケアシステムの中で、保健活動から治療や看取りまでの領域で活躍できる人材育成が求められている。

2　薬学教育について

薬学教育は、２００６年度から6年制と4年制が並置する新たな教育制度となった。現在、薬剤師国家試験の受験資格は６年制教育課程修了者に与えられている。薬学部を有する大学は74校（国立17校、私立57校）あり、年間卒業生数は人口１万人当たり７・８人。教育プログラムは薬学教育モデル・コアカリキュラムで基準化され、各大学における教育内容は、薬学教育評価機構により認証評価されている。しかし、実質的な国際基準は存在せず、欧米の薬学教育と比較すると、調剤技師制度など大きなギャップが指摘されている。

3 看護教育について

ナイチンゲールは「天使とは、美しい花をまきちらすものではなく、苦悩するために戦うものである」と述べている。先進医療、超高齢社会のケアの中でナイチンゲールのことばはますます重要になっている。看護職員は増える一方だが、国際的には看護の質と医療の安全が焦点となっており、看護教育ではプロフェッショナリズムを育てることが最重要課題であり、それを踏まえ大学・大学院教育の高度化に取り組んでいる。職場では高度な責任や判断が求められ、チーム医療の中核としての役割、地域ケアの調整役機能が問われ、存在価値は一段と高まっている。

図表4−1−1　歯学教育認証評価基準の7つの認証評価

1　教育の理念および目標
2　学生の受け入れ
3　歯学教育課程の内容・方法・環境
4　患者への配慮と臨床能力の確保
5　成績評価と卒業認定
6　教育組織
7　点検・評価

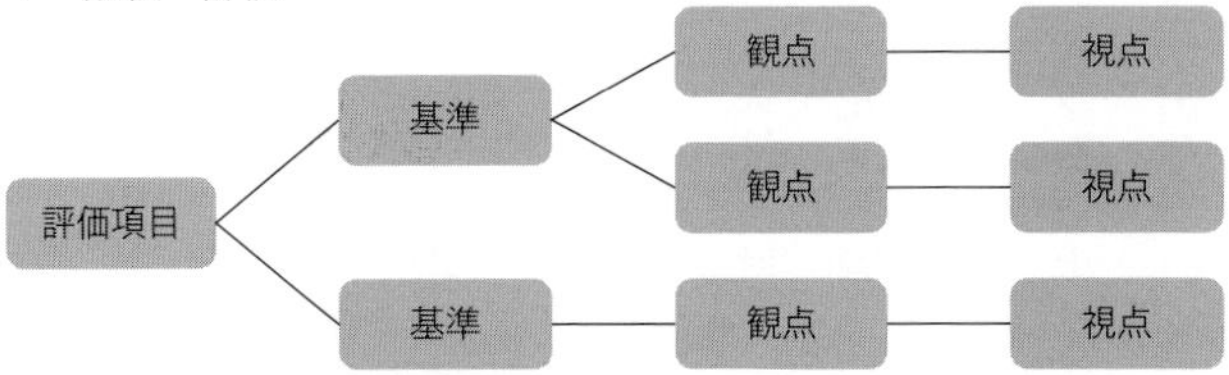

出典：「保健の科学 第58巻 第5号」杏林書院、2016年

図表4−1−2　歯学教育認証評価基準トライアル修正版 認証評価項目・基準・観点・視点（2016年度用）の一部

(章)	評価項目	基準		観点		視点
1	教育の理念および目標	1-1	歯学教育における教育の理念および目標が適切に設定され、かつ明確に示され、公表されていること。	1-1-1	大学・学部の理念を踏まえ、かつ国民の求める歯科医師養成を行うという教育目標を設定し、これらを教職員および学生に周知し、かつ社会に公表していること。	・理念・目的の明確性と適切性 ・個性化と多様性の視点 ・コンピテンシー ・周知方法と公表方法 ・効果
				1-1-2	教育の理念及び目標の適切性について定期的に検証を行っていること。	・点検、評価（PDCAサイクル） ・検証、改善の事例
2	学生の受け入れ	2-1	学生の受け入れ方針（アドミッションポリシー）が明確に設定され、それに従って適切に入学者選抜を行っていること。	2-1-1	大学・学部の理念、設置目的及び教育目標に即した学生の受け入れ方針（アドミッションポリシー）を定めていること。	・学生の受け入れ方針（アドミッションポリシー）
				2-1-2	入学者の適性を的確かつ客観的に評価するための選抜方法及び選抜手続きを設定し、社会に公表していること。	・学生募集方法と入学者選抜方法の適切性 ・多様な人材に修学の機会を与える視点
				2-1-3	学生の受け入れ方針（アドミッションポリシー）・選抜基準・選抜方法等の学生受け入れのあり方について、恒常的に検証する組織体制・システムを確立していること。	・点検、評価（PDCAサイクル） ・検証、改善の事例
		2-2	入学者実数が入学定員数（募集人員）と比較して適正な数となっていること。	2-2-1	優れた資質を持つ入学者選抜を行っていること。	・志願倍率と実質競争倍率の乖離 ・学力の担保
				2-2-2	入学定員（募集人員）に対する入学者数及び学生収容人員に対する在籍学生数を適切に管理していること。	・学生数に対する教員数の比率 ・入学定員（募集人員）充足率 ・入学定員（募集人員）に対する在籍学生数の比率

出典：「保健の科学 第58巻 第5号」杏林書院、2016年

図表４−２−１　薬科大学・薬学部数および入学数・卒業数の推移

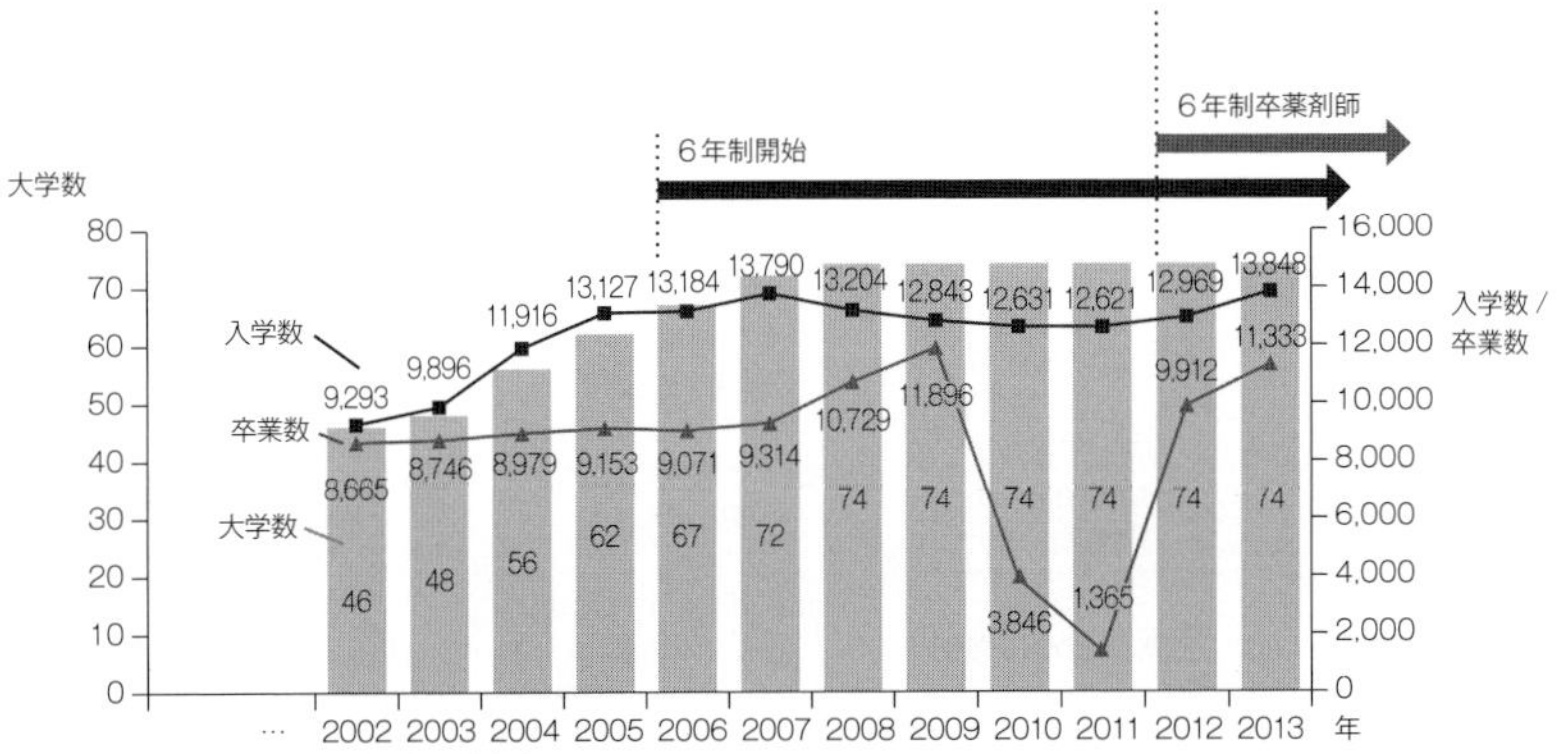

出典：「学校基本調査」文部科学省

図表４−２−２　薬学教育モデル・コアカリキュラム改訂版の概念図

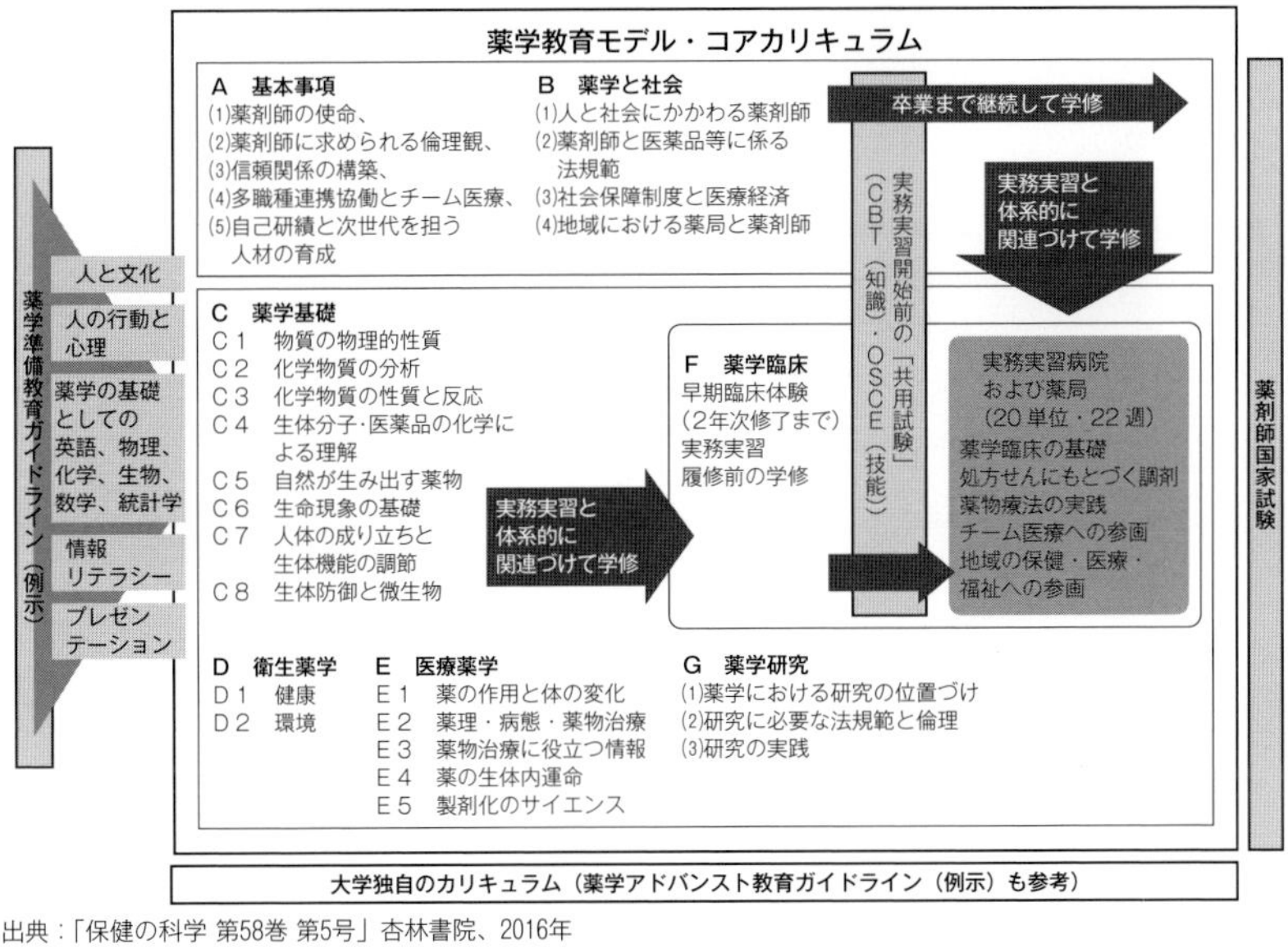

出典：「保健の科学 第58巻 第5号」杏林書院、2016年

図表4−2−3　薬学教育の現状に関する海外比較

	日本	米国	英国
〈教育制度の比較〉			
薬科大学数	74	129	26
入学前就学年数	12年（6＋3＋3）	12年（8＋4）	13年（6＋3＋4）
薬剤師養成年限	6年	6年	5年
(内訳)	薬学専門教育6年	専門前教育2年 薬学専門教育4年	薬学専門教育4年 臨床研修1年
修了前の称号	学士（薬学） Bachelor of Pharmacy	Doctor of Pharmacy (Pharm D)	Master of Pharmacy (M Pharm)
教育課程の認証評価	薬学教育評価機構	Accreditation Council for Pharmacy Education（ACPE）	General Pharmaceutical Council (GPhC)
〈人口あたりの比較〉			
薬科大学数 (1,000万人あたり)	5.8	4.2	4.2
年間薬学卒業生数 (10万人あたり)	7.8	4.1	4.5
薬剤師数 (1万人あたり)	21.8	8.7	8.2
調剤技師数 (1万人あたり)	なし	16.1	3.4

出典：「保健の科学 第58巻 第5号」杏林書院、2016年

図表4－3－1　看護職員就業者の数の推移

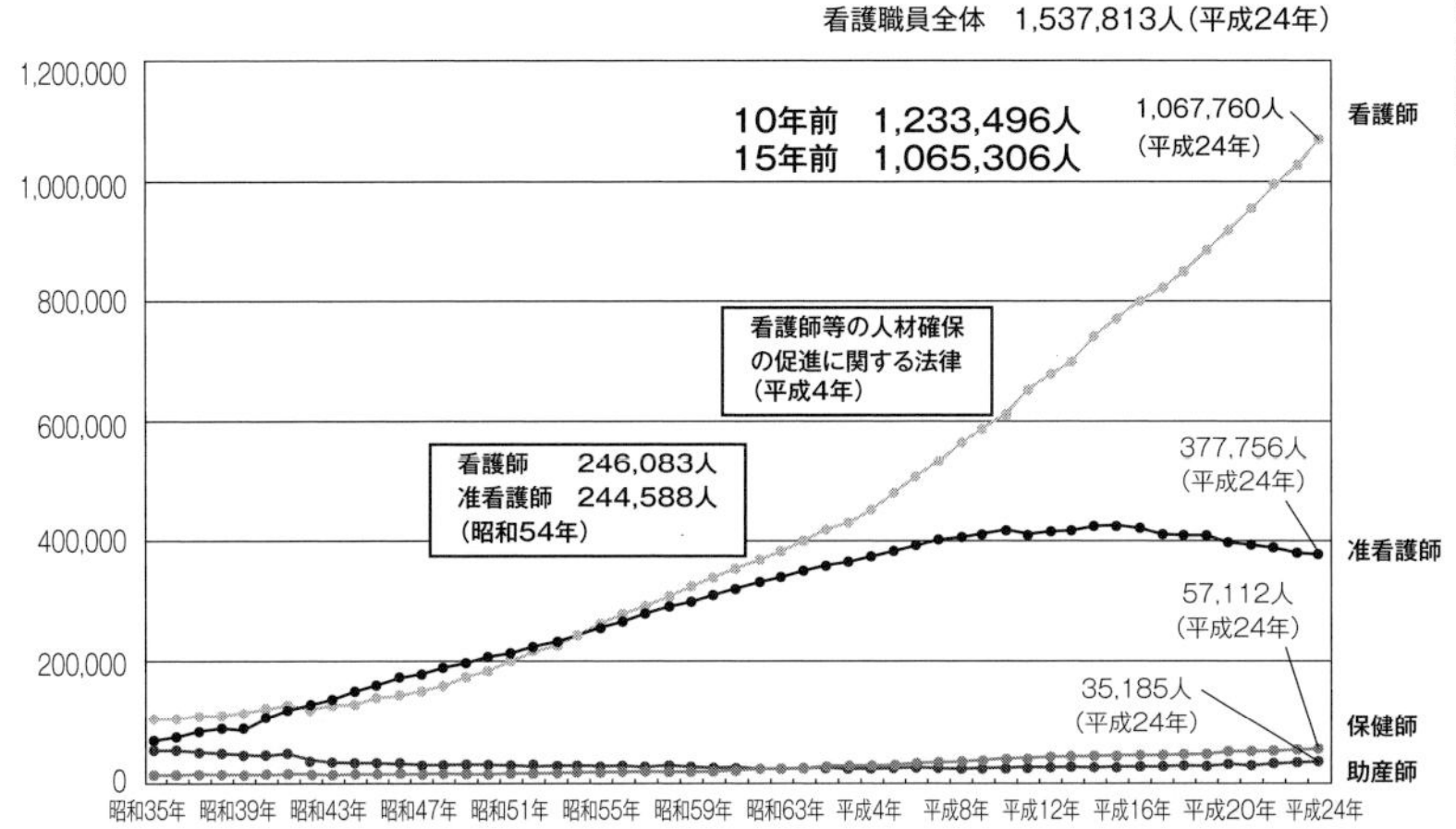

出典：厚生労働省医政局看護課調べ

図表4－3－2　看護教育制度図（概念図）平成25年

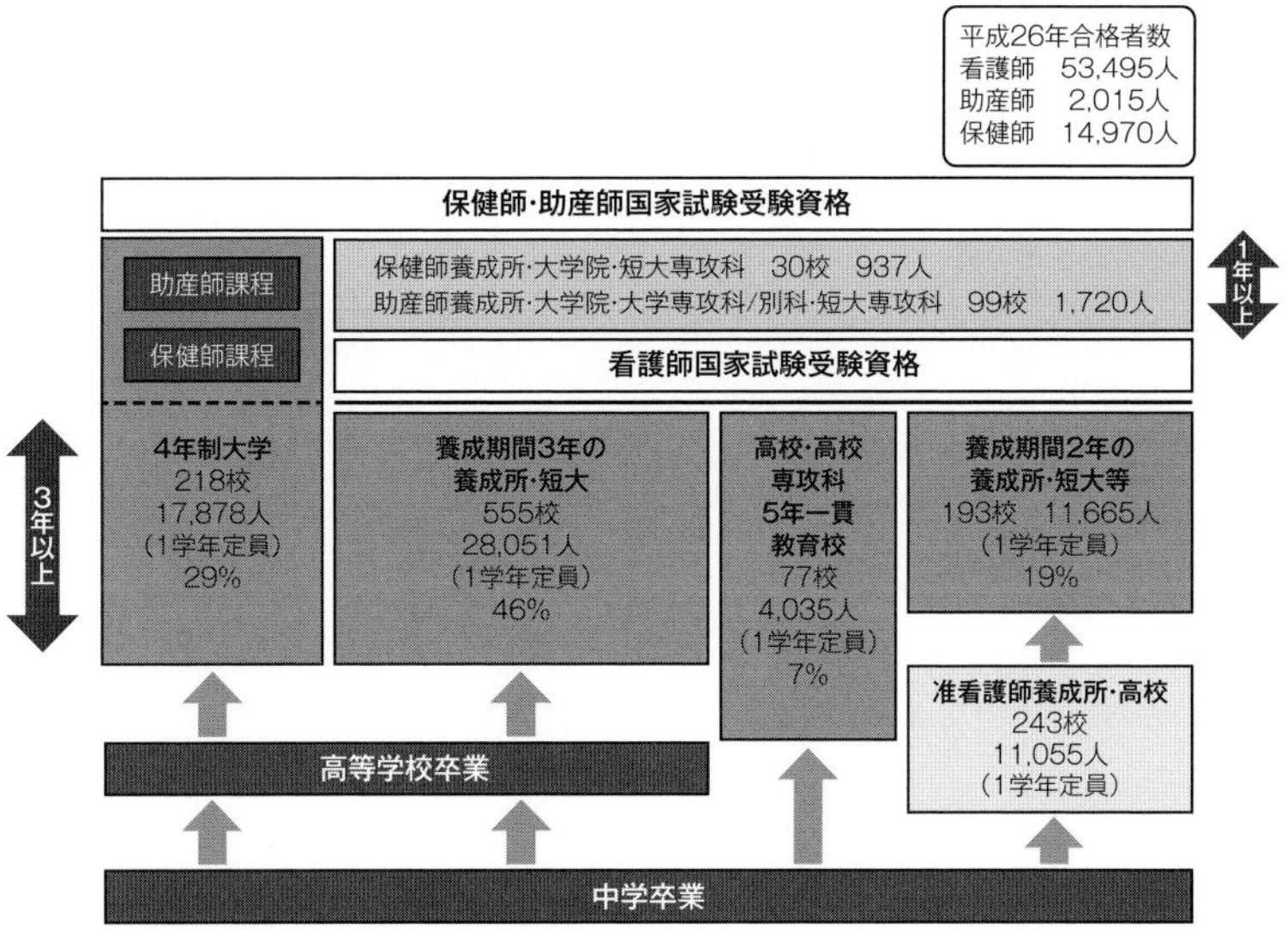

※学校養成所数、1学年定員は平成25年4月現在
出典：「看護師等学校養成所入学状況及び卒業生就業状況調査」（厚生労働省）

●主な参考・引用文献

クレイトン・M・クリステンセン編著「医療イノベーションの本質」碩学舎　２０１５年
酒井シヅ「日本の医療史」東京書籍　１９８２年
梶田　昭「医学の歴史」講談社　２００３年
坂井建雄編「日本医学教育史」東北大学出版会　２０１２年
伊東洋「医学校をつくった男　高橋琢也の生涯」中央公論事業出版　２０１１年
日本医学ジャーナリスト協会編・発行「公開シンポジウム　新時代の医学教育を考える」２０１６年（会報79号）

「おわりに」

2015年12月、日本医学ジャーナリスト協会は『新時代の医学教育を考える』をテーマに公開シンポジウムを開催した。100人を超すジャーナリストや医学教育関係者らが参加した。これまでも年に1回は公開シンポジウムを開催し、病気や医療事故などをテーマに活発な討議をしてきたが、この時に選ばれたのは「医学教育」。国内外の新しい潮流を念頭に、医学教育の原点に立ち、今後の医学教育の在り方、方向性を考えなければならない、との意見が多くを占めたからである。そして、それが本書の制作に結びついた。

医学ジャーナリストたちの考えが医学教育に集中したのは、まさに〝平成の黒船来航〟が目前に迫っていたからで、それは、いわゆる〝2023年問題〟である。2023年からは国際基準で認定を受けた医学部からの出身者のみにECFMG申請資格を認めるというもの。これまでは日本の医学部出身者は誰もがECFMG申請資格は認められていた。だから、アメリカでの医師免許をもらえる資格があった。それが23年からその認定を受けていない医学部の出身者は申請が認められなくなってしまう。

これは医療のグローバル化、それも国際水準をクリアし、国際的に通用する医師の養成をアメリカが要求しているからである。日本では〝日本の医学教育の水準は高い〟と思っていたかもしれないが、世界はそうは見ていなかったのである。これからの医師は世界を〝地元〟として、広い視野で活躍しなければならない。それを突き付けられ、警告されたのと同じだ。まさに日本は〝開国〟を突きつけられたのである。ポジティブに受け取ると、日本の医学教育の底上げをはかるチャンスと考えるべきであろう。

事実、「日本の医学教育はガラパゴス化」している。特に医学教育で指摘できるのは、アメリカも指摘しているが臨床教育（実習）の少なさ。これが、基本となる日本のプライマリ・ケア医のレベルの低さにつながっている。患者を診る診療ではアメリカのプライマリ・ケア医のレベルの高さは際立ってはっきりしている。それはアメリカの医学教育が総合的な教育に主軸が置かれているからである。

資源の少ない日本では、これから世界に貢献し、発展していくには医療分野が大きな柱になる。医療と薬品と医療機器――。その中核となる医療は臨床を重視し、国際的コミュニケーション能力を高める医学教育を実践しなければならない。そのための改革が求められている。

それに関する提言を多くの方々からいただいた。日本の医学教育の明日の道しるべとなる、と確信している。本書の編著は日本医学ジャーナリスト協会メンバーが中心の「医学教育を考える編集委員会」が担当し、協議、推敲を重ねた。編集上、原稿量を調整し、参考、引用文献は大幅にカットし、ようやく発行にこぎつけた。医師を志す学生や医学教育関係者、医学教育の改革を願う多くの方に読んでいただければ、幸いである。

最後に、私ども日本医学ジャーナリスト協会のシンポジウムに理解を賜り、ご参加いただいた医学部教育に携わる諸先生方、提言をいただいた多くの専門家の方々、そして、出版の機会を作っていただいた株式会社日本医療企画の林諄社長をはじめ編集スタッフの皆様に、心から感謝を申し上げたい。

2016年10月
日本医学ジャーナリスト協会
副会長　松井宏夫

●編著者
医学教育を考える編集委員会

【委員長】
水巻 中正（みずまき・ちゅうせい）
国際医療福祉大学大学院教授
読売新聞社編集局部長、社会保障部長を経て、2001年10月から国際医療福祉大学教授。同大学医療経営管理学科長、同大学院医療福祉経営専攻主任等を歴任。10年7月から東京医科大学理事。著書に『厚生労働省の挑戦』（日本医療企画）、『崩壊する薬天国』（風涛社）、『ドキュメント日本医師会―崩落する聖域』（中央公論新社）、編著書に『医療新生 未来を拓く処方箋をデザインする』（日本医療企画）、『医療と介護の融合―2012年への提言と実践』（日本医療企画）など。

【委員】
松井 宏夫 東邦大学医学部客員教授
小川 陽子 湖山医療福祉グループ企画広報顧問
金川 仁子 医療法人・社会福祉法人愛正会経営研究開発室長

●編集協力
『最新医療経営 フェイズ・スリー』編集部（日本医療企画）

●装幀
高田 康稔（株式会社 ensoku）

●表紙画像
© foxaon-fotolia.com

医学部教育イノベーション
医療が変わる 世界が変わる

2016年11月19日　初版第1刷発行

編　著　者　医学教育を考える編集委員会 水巻中正
発　行　者　林　　諄
発　行　所　株式会社日本医療企画
〒101-0033　東京都千代田区神田岩本町4－14　神田平成ビル
TEL. 03-3256-2861（代表）
印　刷　所　図書印刷株式会社

ISBN 978-4-86439-512-0　C3037　定価はカバーに表示しています。